몸 속의 원소 여행

미량 원소의 작용을 알아본다

요시사토 가즈토시 지음
이석건·안용근 옮김

전파과학사

머리말
—원소의 끝없는 여행—

생명은 복잡하게 영위되고 있으나 결국 물질로 이루어져 있다. 생물은 생명체를 구성하고 있는 29종의 생원소(生元素)로 되어 있다. 세상에 존재하는 물질에 모두 역사가 있고 기원이 있듯이 생원소도 원소로서의 기원이 있다. 생명은 근원이 되는 물질—우주, 그리고 지구의 기원과 깊은 관계를 갖고 있다.

생명체에 존재하는 원소는 끊임없이 이동하고 있다. 생물은 환경에서 원소를 섭취하여 몸을 만드는데 이 원소는 몸에 고정되지 않고 끊임없이 나오고 들어가며 마지막에는 다시 환경으로 돌아간다.

생명을 구성하는 원소는 이같이 태고부터 현재까지의 시간적 여행과 공간적 여행을 하고 있다. 여행이 끝나는가 하면 어느새 원소는 또다시 여행을 하고 있다. 이 여행은 멈추지 않는다. 인간이 백대(百代)의 지나가는 손님인 것처럼.

특히, 우리들의 몸 속에 있는 미량 원소에 주목하면서 생명체와 관계된 원소의 여행을 매크로(Macro) 수준으로, 또 마이크로(Micro) 수준으로 살펴보자. 이 책에는 알기 어려운 화학 구조식과 모델이 등장한다. 그러나 모두 이해할 필요는 없다. 그 중 칼슘이나 아연 등의 원소가 어떻게 받아들여지고 있는가만 눈으로 보고 확인하면 충분하다. 그와 같은 배려로 이 책을 구성하였다.

이 책의 집필을 권하여 주신 고단샤(講談社)의 오에(大江千)

씨에게 감사드린다. 이 책의 저술에 참고한 자료가 많으며, 이 책 마지막에 모아 놓았다. 이들 자료의 저자와 출판사에 깊이 감사드린다.

요시사토 가즈토시

차례

머리말 3

제1장 몸 속의 금속 원소 ······ 11
녹아 있는 원소가 중요 12
몸 속 여행—일곱 가지 체크 포인트 12
원소의 폭주를 방지하는 결합 물질 13
여행을 즐기는 법 15
생명체와 금속, 서로의 성질은? 16
유기물과 무기물의 경계가 없어졌다 17
탄소, 수소, 산소, 질소가 생명의 골격을 이룬다 18
생명 활동에 필요한 원소 21

제2장 미량 원소는 어디에서 왔는가 ······ 25
미량 원소는 대부분 미량 금속 원소 26
우주의 원소 구성과 생명의 원소 구성 27
미량 원소는 초신성 폭발이 기원 29

제3장 생명은 지구에서 탄생되었다 ······ 31
사람은 종으로서 0.0001%의 존재 32
지구 원소를 골라내어 생명체를 잉태하였다 32
골라내기의 발생 원인은? 35

제4장 엘리트의 조건—바나듐의 신비 ······ 39
농축 계수로 엘리트의 정도를 알 수 있다   40
멍게의 바나듐이 당뇨병에 듣는다?   42

제5장 바다의 역할을 뼈가 대신한다—인과 칼슘 ······ 47
생원소와 바다의 조성은 비슷하다   48
생명 활동에 중요한 인은 어디에 있는가   48
탄산칼슘과 인산칼슘의 차이   50
척추동물의 뼈는 바다를 대신한다   51
외부 환경이 바다에서 공기로 변하면   51
뼈는 원소의 저장고   54

제6장 칼슘을 잡는 물질 ······ 57
(1) 뼈와 이   60
(2) 칼모듈린   61
　　칼모듈린 작용의 짜임새   62

제7장 구리 여행의 길동무—세룰로플라스민 ······ 67
혈액에 들어온 구리는 간장으로   68
혈액은 기능성 단백질의 보고   69
세룰로플라스민은 금속 수송 단백질   71
구리 대사의 이상이 윌슨병을 일으킨다   72
철의 작용을 돕는 구리   73
구리와 결합하는 다른 단백질   74

차례 7

제8장 철의 여행기 ··· 77
몸 속에 철은 어느 정도 있는가   78
혈액 속에 들어간 철—트랜스페린이라는 단백질   78
철을 운반하여 철을 내놓는다   80
철은 어디에 저장되는가   81
철을 함유한 단백질   84
헤모글로빈의 구조   84
고래류에 많은 미오글로빈   86
헤모글로빈과 미오글로빈의 구조   89
헤모글로빈과 미오글로빈의 기능 차이   89
철 여행의 끝   92
몸 속에 철이 부족하면   92

제9장 매크로 수준으로 본 금속 원소의 여행 ··················· 95
몸에 흡수되기 쉬운 원소, 흡수되기 어려운 원소   96
담배와 납의 관계   97
흡수된 원소는 어떻게 운반되는가   97
장기와 원소의 농도   99
몸 속 체류 시간은 합하여   100
유독 원소에 대한 방위 장치   102

제10장 칼슘의 용의주도한 여행 ··································· 103
여행의 개관도를 보자   104
입에서 소화관으로   104
칼슘의 존재 상태   105
세포 속으로   106
세포 내 칼슘 풀   107

혈류로　109
신장으로　109
원뇨로　109
다시 혈류로　111
담즙으로　112
칼슘 농도를 일정하게 유지　112
칼슘 부족시의 대응책　113

제11장 메탈로티오네인―금속을 무독화하는 단백질 ············ 115
메탈로티오네인이라는 단백질　116
금속 원소 받아들이는 법　117
메탈로티오네인의 어디에 결합하는가　118
금속 이온의 해독 작용에 관여　119
다른 생물도 메탈로티오네인을 가진다　121

제12장 미량 원소의 양을 측정한다 ································· 123
맛있는 물의 조건　124
미량을 표현한다　125

제13장 셀레늄과 수은의 기묘한 관계 ···························· 129
세포를 증식시키는 배양액　130
간장 장해와 관계있는 셀레늄 원소　130
셀레늄은 수은 독을 억제한다　134

제14장 코발트, 아이오딘, 몰리브데넘의 얘기 ················ 137
(1) 코발트와 비타민 B_{12}　138
　　코발트와 간장　138

　　　　비타민 B_{12}의 작용　139
　　(2) 아이오딘과 갑상선 호르몬　141
　　(3) 몰리브데넘을 필요로 하는 효소들　142

제15장 산소 독을 억제하는 망가니즈 ········· 145
　　(1) 핵산을 자르는 효소, 산성 인산 가수분해 효소　146
　　(2) 산소 독을 없애는 초산화물 불균등화 효소　148
　　　　산소에 강한 독성도 있다　148
　　　　생물이 살아가기 위해 존재한 SOD　150
　　　　암과도 싸우는 활성 산소　152

제16장 단백질을 분배하는 금속 효소 ········· 155
　　2,000종이 넘는 몸 속의 효소　156
　　아연을 필요로 하는 단백질 분해 효소　156
　　아연은 어디에 붙어 있을까　159
　　컴퓨터의 도입　160
　　혈액 응고와 칼슘의 작용　161

제17장 생거 박사의 은퇴 얘기 ········· 165
　　순서, 순서, 그리고 순서　166
　　과학자의 사회적 활동　167
　　대학원 시절　168
　　인슐린 연구와 티셀리우스　169
　　핵산 연구에　170

　　맺는말　173

제1장
몸 속의 금속 원소

녹아 있는 원소가 중요

우리 몸을 만들고 있는 생원소는 29종이 있다. 그중 미량 함유된 원소는 대부분 금속 원소이다. 보통, 원소는 음식으로 몸에 섭취되는데 그때부터 우리와 금속 원소의 관계는 시작된다. 몸 안에 들어온 금속 원소는 우리의 몸을 만들고 여러 기능을 발휘한다. 그런데 우리는 어떻게 하여 이들 원소를 이용할 수 있게 되었을까?

금속이 몸 안에 들어와도 혈액이나 체액에 녹지 않으면 어떻게 될까? 침전물 상태의 금속 원소는 몸에 유용한 것이더라도 무용한 존재, 아니 해로운 존재가 되어 버린다.

원소가 유용하게 되기 위해서는 체액이나 혈액에 녹아야 한다. 녹아야 비로소 몸에 대해 의미를 가지게 된다. 즉, 이용할 수 있는 존재가 되는 것이다. 여기서 '몸에 대해 의미 있는' 이란 '세포에 대해 의미 있는'이다.

우리 몸은 10^{10}개나 되는 세포로 되어 있다. 이들 무수한 세포는 의미가 없으면 무용지물이 된다.

원소는 녹지 않으면 이용할 수 없다. 몸 안에서 일어나는 일들이 결국 화학 반응이기 때문이다. 화학 반응이란 반응에 참가하는 물질들이 서로 결합하거나 떨어지는 것이다. 그러므로 반응이 일어나고 있는 환경에 녹아 있어야 한다. 서로 녹지 않는 물질끼리는 화학 반응이 일어나지 않기 때문이다. 우리가 금속을 먹는다 하여도 녹지 않으면 그대로 배설된다.

몸 속 여행—일곱 가지 체크 포인트

녹은 후의 금속 원소는 다음과 같이 움직인다.

(1) 음식으로서 몸에 섭취된다.
(2) 입과 소장 사이(소화관)에서 물과 체액과 섞여 죽 모양이 된다. 소화 효소의 작용으로 분해되어 녹기 쉽게 된다.
(3) 소장 세포에서 필요한 원소가 흡수된다.
(4) 소장 세포를 통해 혈액 속으로 들어간다. 비로소 금속 원소는 몸 속으로 들어간 상태가 된다.
(5) 혈액을 통해 그 원소를 필요로 하는 세포 조직까지 운반된다. 그리고 거기서 이용된다.
(6) 역할이 끝난 원소는 다시 혈액으로 돌아가 배설 기관의 세포로 운반된다.
(7) 여분의 원소는 오줌 등이 되어 몸 밖으로 버려진다.

이상이 개략적인 금속 원소의 몸 속 여행이다. 이 일곱 가지 과정은 물론 각각 별도로 일어나지만 공통 현상이 있다.

이 공통 현상이야말로 금속 원소의 여행을 이해하는 열쇠이다. 그 열쇠를 일반화한 형태로 모아 보자.

원소의 폭주를 방지하는 결합 물질

녹은 원소는 반응성이 높아서 놓아두면 여러 가지 장난을 하고 심할 경우는 몸을 병들게 한다. 녹아 있는 금속 원소를 유리형이라 한다. 유리형은 반응성이 높아서 일하는 장소에 도착할 때까지, 또는 일할 때가 올 때까지 얌전하게 잡아 두어야 한다. 그러기 위해 날뛰지 못하게 묶어 놓을 물질이 필요하다. 이를 결합 물질이라 한다.

결합 물질은 대부분 단백질이지만 비타민도 있다. 결합 물질은 세 가지로 나눌 수 있다.

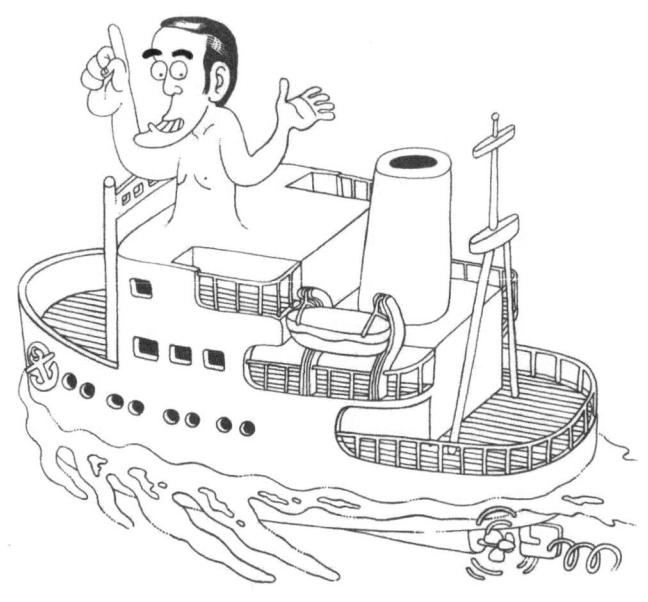

양적으로 논할 수 없는 존재이다

 (1) 수송 단백질: 혈액이나 체액 중에 들어간 금속 원소와 결합하여 조직 세포로 운반하는 단백질이다.
 (2) 저장 단백질: 세포 내에서 여분의 금속 원소와 결합하고 있는 단백질이다. 필요할 때 저장한 금속 원소를 해방시켜 유리형으로 한다.
 (3) 기능성 결합 물질: 기능성이란 상당히 애매한 표현이다. 수송이나 저장도 기능일 수 있다. 여기서 말하는 기능이란 좀 더 고급의 기능, 또는 몸 속의 화학 반응에 직접 관계하는 기능을 의미한다. 구체적으로 말하면 금속 원소와 결합하여 여러 화학 반응을 일으키는 물질이다. 효소 같이 단백질도 있고 비타민같이 단백질이 아닌 것도 있다.

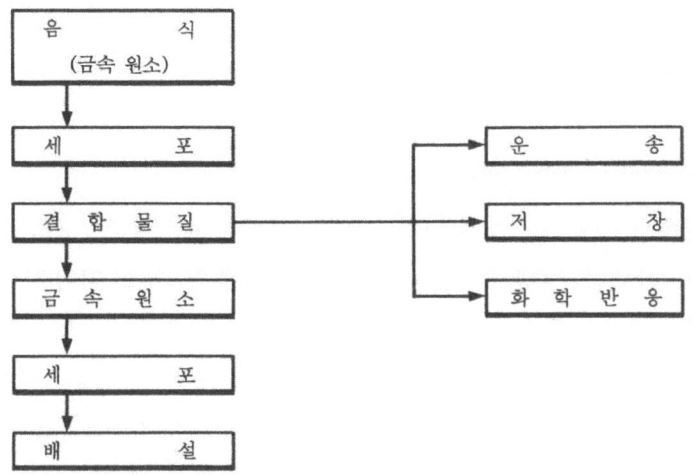

〈그림 1-1〉 금속원소의 여행

여행을 즐기는 법

몸 속에서 일어나고 있는 반응은 복잡 다양하다. 복잡 다양한 반응을 아는 것도 중요하지만 여기에만 눈을 돌리고 있으면 '무엇이 중요한지'를 알 수 없게 되어 버린다. 복잡 다양한 반응은 각 전문가에게 맡겨 놓자. 금속의 여행을 이해하는 데는 지금까지 서술한 것만으로 충분하다.

그러나 너무 기본적이고 추상적이면 아무것도 이해하고 있지 못한 것과 같다. 일상적, 구체적인 것을 일반화할 수 있을 때 이해의 기쁨이 생긴다.

지금부터 여러 금속 원소의 여행이 등장한다. 각 여행을 더 즐기기 위해서도 여기서 말한 것, 그중에서도 금속 결합 물질에 관한 것을 머릿속에 넣어 두어야 한다. 여행을 즐기면서

"아, 그런가? 이것은 수송 담당 단백질이다. 과연, 이것은 기능성 결합 물질이다" 같이 일반화하여 이해하면 좋다(〈그림 1-1〉).

생명체와 금속, 서로의 성질은?

금속으로는 철, 스테인리스 스틸, 알루미늄, 니켈, 구리 등이 있다. 금속은 비행기, 자전거 등 공업 제품의 소재 이미지가 강하다.

사전에는 '금속이란 열이나 전기 등을 통하기 쉽고, 강도가 높고, 구부려도 부러지기 힘들고, 펴거나 늘이거나 하는 힘에 견디고, 상온에서 고체인 녹기 어려운 물질'(岩波板, 理化甲淤典)로 설명하고 있다.

이런 금속을 구성하고 있는 기본 단위가 금속 원소이다. "금속 원소와 생명과의 관계는?"하고 질문 받아도 얼른 답이 떠오르지 않을 것이다. 금속의 이미지와 생물의 이미지는 겹치지 않는다. 오히려 서로 대립하는 것으로 생각된다.

생명은 열이나 전기를 통하기 어렵고, 강도가 약하고, 구부리면 부러지기 쉽고, 늘이거나 펴는 힘에 견디지 못하고, 상온에서 액체, 또는 젤(Gel)상(한천이나 아교 같은 상태)으로 녹기 쉬운 물질이라는 느낌이다.

또, 생명이라고 하면 단백질, DNA, 당질, 지방 등의 물질이 머릿속에 떠오른다. 이들은 생명의 이미지에 꼭 들어맞는다. 단백질을 예로 들어 보자. 혈액의 대표적인 구성 성분인 헤모글로빈은 산소를 운반하는 빨간 단백질이다. 헤모글로빈이 철을 함유하고 있는 것은 잘 알려져 있다. 철이 없으면 산소를 운반하지 못한다. 이렇게 보면, 언뜻 보아서는 관계없는 금속 원소와 생명이 깊은 관계를 가진 것을 알 수 있다. 철 원소는 산소 호흡이라는 기본적인 생명 활동에 필수불가결한 원소 중 하나이다(제8장 참조).

따라서 몸의 짜임새에는 금속 원소가 생명 활동에 없어서는 안 될 중요한 작용을 하고 있는 경우가 많다.

유기물과 무기물의 경계가 없어졌다

생명 활동에 있어서 금속 원소의 역할을 좀 더 구체적으로 이해하기 위해 생명에 대해 대충 복습하여 놓자. 생명이라 하여도 여러 형태, 여러 존재 양식이 있다. 바이러스, 박테리아, 플랑크톤, 식물, 동물 등 다종다양하다.

생물을 매크로 수준으로 살펴보면 형태나 생활양식이 눈에 띄는데 생물의 차이만 강조되고 공통성은 보이지 않는다. 이 점은 덮어두고 다양한 생명을 만들고 있는 물질이 무엇인가 살펴보자. 이런 눈으로 생명을 보면 매우 단순화된다. 즉, 생물 종은 다양하지만 생명의 소재는 공통이다.

존재하는 것으로 인식되는 것은 모두 '물질적 존재'이다. '물질'은 보거나 만지거나 할 수 있다. 물질의 분류법은 많이 있으나 생명체를 대상으로 할 때는 무기물과 유기물이라는 분류가 편리하다. 전에는 두 가지의 차이가 뚜렷하여 유기물은 생물의 생활력으로 만들어지는 물질이었고, 무기물은 그렇지 않았다.

그러나 1828년, 독일의 뵐러(F. Wöhler)는 무기 화합물로 유기 화합물인 요소를 합성하였기 때문에 두 가지의 구별은 없어져 버렸다. 지금은 뵐러의 시대에서 150년이나 지났다. 우리

〈표 1-1〉 생체 물질과 그 구성 요소

생체 물질	구성 단위
핵산	뉴클레오티드
단백질	아미노산
당질	단당
지방	지방산 글리세린

는 여러 유기물을 시험관 속에서 합성할 수 있다.

그래서 유기라든가 무기라는 말은 사용하지 않고, 생명의 소재라는 의미가 들어 있는 새로운 말이 필요하다. 인간은 새로운 기술을 개발하여 전에는 불가능한 것으로 생각되던 일도 어느 틈엔가 가능하게 만들었다. 그러므로 생명체를 구성하고 있는 분자나 원소라는 의미에서 생분자(Biomolecule), 생원소(Bioelement)라는 이름을 사용하여 생명 물질로 특징지어 보자.

탄소, 수소, 산소, 질소가 생명의 골격을 이룬다

〈표 1-1〉은 생체를 구성하고 있는 물질이다. 바이러스에서 인간까지 구성 물질은 모두 같다. 고분자 생체 물질에는 핵산, 단백질, 당질, 지방 네 가지가 있다. 이들은 저분자의 단위 물질이 다수 결합하고 있다. 핵산은 뉴클레오티드가, 단백질은 아미노산이, 당질은 단당류가, 지방은 지방산과 글리세린이 단위 물질이다.

따라서 생체 물질의 화학적 특징은 이들 4대 물질, 또는 구

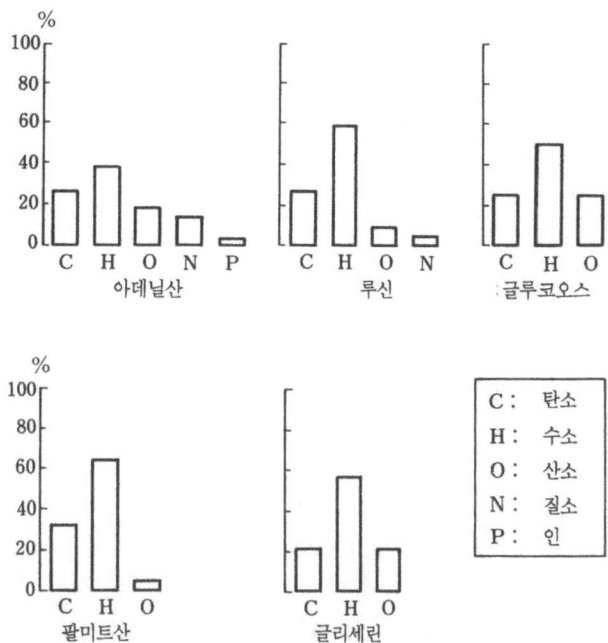

〈그림 1-2〉 기본 단위 물질의 원소 조성 화합물을 구성하고 있는 각 원소의 비율을 %로 나타냈다

성단위 물질을 구성하는 원소의 종류와 양을 조사하여 알 수 있다. 4대 생체 물질의 기본 단위로 아데닐산(핵산), 루신(단백질), 글루코오스(당질), 팔미트산과 글리세린(지질)을 선택하여 생각하여 보자.

아데닐산의 구성 원소는 38%가 수소, 27%는 탄소, 19%는 산소, 14%는 질소, 3%는 인이다. 각 단위 물질에 대해 이같이 계산하여 그림으로 나타내면 생분자의 원소 조성을 알 수 있다 (〈그림 1-2〉). 생명의 골격은 탄소, 수소, 산소, 질소 원소가 만들고 있다.

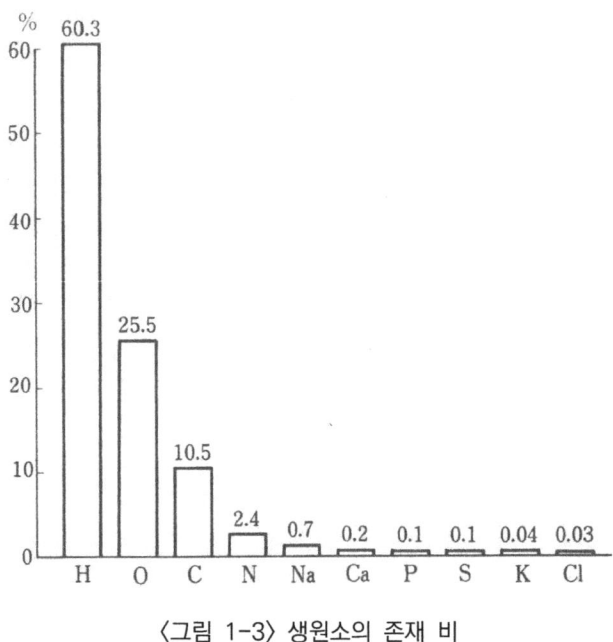

〈그림 1-3〉 생원소의 존재 비

    생물의 몸은 분자량이 큰 생체 분자만으로 만들어지는 것은 아니다. 비타민 같이 분자량이 작은 생체 분자도 존재하고 혈액에는 소금도 생체 분자로서 다량 함유되어 있다. 그런 생체 분자를 모두 합쳐 원소 조성을 조사해 보면 어떻게 될까?
    인간의 몸을 통째로 으깨 분석한 결과를 〈그림 1-3〉에 제시한다. 몸의 대부분은 물이므로 수소 원소가 반 이상이나 된다. 물은 중요한 생체 분자이다. 나머지 반은 산소, 탄소, 질소 원소가 차지하고 있다. 다른 원소 중에서는 나트륨이 가장 많지만 0.7%에 지나지 않고, 그 밖의 다른 원소는 먼지 비슷한 양에 불과하다. 이것이 우리 몸이다.

〈표 1-2〉 생원소의 양적 분류
(밑줄은 금속원소)

유기물을 구성하고 있는 다량 원소	산소(O), 탄소(C), 질소(N), 수소(H), 인(P), 황(S)
다량 금속 원소	<u>나트륨(Na)</u>, <u>칼륨(K)</u>, <u>마그네슘(Mg)</u>, <u>칼슘(Ca)</u>, 염소(Cl)
미량 금속 원소	<u>철(Fe)</u>, <u>아연(Zn)</u>, <u>구리(Cu)</u>
극미량 원소	플루오르(F), 아이오딘(I), 셀레늄(Se), 규소(Si), <u>비소(As)</u>, 붕소(B), <u>망가니즈(Mn)</u>, <u>몰리브데넘(Mo)</u>, <u>코발트(Co)</u>, <u>크로뮴(Cr)</u>, <u>바나듐(V)</u>, <u>니켈(Ni)</u>, <u>카드뮴(Cd)</u>, <u>주석(Sn)</u>, <u>납(Pb)</u>

생명 활동에 필요한 원소

좀 더 자세히 살펴보면, 많은 원소는 0.01% 이하가 들어 있다. 철 원소나 망가니즈 원소가 그렇다. 이상의 지식을 기반으로 생명을 구성하고 있는 원소를 분류하면 〈표 1-2〉와 같다. 그러나 존재량은 매우 적다. 물론 금속 원소도 생원소(대부분은 미량 생원소)이다.

이 책은 미량이기 때문에, 또는 생명체의 구조 형성에 직접 관여하고 있지 않기 때문에 무시되기 쉬운 미량 원소의 얘기이다. 그런 원소가 어떻게 생명체에 들어가서 어떤 기능을 하고, 어떻게 하여 몸으로부터 버려지는가 생각하여 보자. 미량 원소에는 많은 금속 원소가 포함되어 있다. 그러므로 앞으로 단지 금속 원소라고만 하여도 미량 금속 원소라는 의미로 표현하는 경우가 있을 것이다. 금속 생원소는 모두 미량이지만 종류에 따라 다르다.

 칼슘, 마그네슘 등은 비교적 많이 존재한다. 철, 아연 등은 미량 존재하므로 미량 원소라 한다. 미량 원소에는 몰리브데넘이나 셀레늄과 같은 15가지의 극미량 원소가 포함되어 있다. 미량 원소는 양적으로는 적지만 생명의 기능에 매우 중요한 역할을 하고 있다. 미량 원소가 없으면 생명이 존재할 수 없다. 이 책은 생명 현상에 있어서 금속 원소의 역할과 미량 원소의 중요성을 알리는 데 목적이 있다.

 지금까지 서술한 지식을 바탕으로 금속과 생명의 이미지를 다시 살펴보자. 부서지기 어렵고 딱딱하고 강한 금속의 이미지, 그리고 이와 반대인 생명의 이미지. 생명의 이미지를 형성하고 있는 것은 수소, 탄소, 산소, 질소 등의 생원소이다. 이들 원소가 생명의 이미지를 만들고 있다. 생명의 구성 원소로서 양적으로는 많지 않으나 미량 원소는 모든 생명 활동에 없어서는 안 되며, 미량 원소는 대부분 금속 원소이다.

〈칼럼 생원소—표 1〉

원소	기호	함유 음식과 평균 섭취량 (mg)	하루 필요량 (mg)	체중 70kg 사람의 체내 존재량	체내 존재 위치	부족할 때 생기는 병
인	P	1,300	750	680	뼈와 이(80%), 핵산, 당질	장 흡수 장애
황	S	달걀	12	100	머리카락, 손톱, 발톱	글루타티온, 시스테인의 합성 부전
나트륨	Na	통상 음식	1,500	70	체액	근육 경련, 두통, 구토, 설사, 애디슨병
칼륨	K	통상 음식	2,000	250	체액	빈맥, 심 확장
마그네슘	Mg	쌀겨 해산물	350	42	뼈(70%)	혈관 확장, 충혈, 경련, 부정맥
칼슘	Ca	우유 작은 생선	1,000	3,000	뼈(90%)	곱추병, 골연화증, 테타니병
염소	Cl	?	3,000	115	체액	?
철	Fe	야채 해산물	12	6	헤모글로빈, 헴단백질, 미오글로빈, 페리틴	빈혈
아연	Zn	곡류 돼지고기	12	2	눈의 맥격막, 정자, 머리카락	각종 피부병, 생식력 저하, 면역탈모, 미각, 취각 저하
구리	Cu	소간장 곡물	2	0.1	간장, 뇌, 심장	빈혈, 뼈 이상, 모발 이상, 뇌 장애
플루오르	F	2	3	?	이의 에나멜질, 뼈	Ca, P, 비타민 D의 대사 이상, 이, 뼈 발육 억제
아이오딘	I	해산물 0.2	0.15	0.015	갑상선	갑상선 장애

제2장
미량 원소는 어디에서 왔는가

4대 생원소는 수소 60%, 산소 26%, 탄소 11%, 질소 2%이다. 생체 원소는 이들만으로 거의 100%가 되어 버린다. 나머지 1% 중에 미량 원소가 있다. 칼슘(Ca), 인(P), 황(S), 철(Fe), 몰리브데넘(Mo), 아연(Zn), 구리 (Cu), 망가니즈(Mn), 마그네슘(Mg), 바나듐(V), 코발트(Co) 등이 미량 원소다.

미량 원소는 대부분 미량 금속 원소

먼저, 미량 원소라는 의미를 명확하게 해 놓자. 식물 성장에도 미량 원소라는 말을 사용한다. 식물을 수경 재배할 때 배양액 속에 많이 가해야 하는 원소와 적게 가하는 원소가 있다. 칼슘, 마그네슘, 칼륨, 질소, 황, 인은 1ℓ에 0.2~1g 정도로 많이 필요하다. 이를 다량 원소라 한다.

이에 반해 철, 아연, 망가니즈, 구리, 붕소, 몰리브데넘 등은 1ℓ에 마이크로그램(μg, 10^{-6}g) 정도면 충분하다. 이를 미량 원소라 한다. 미량이지만 식물의 성장, 생육에 불가결한 것은 말할 필요도 없다.

원소에는 비금속 원소도 있으나, 미량 원소는 미량 필수 금속원소를 의미하는 경우가 많다. 모든 생물에게 철, 몰리브데넘 아연, 구리, 망가니즈, 바나듐, 코발트 등은 공통 원소이다.

이 책에서는 미량 원소를 생체 생원소 중 4대 생원소 외의 원소로 정의하여, 이들 원소가 생물이 살아가는 데 어떤 작용을 하는지 살펴본다.

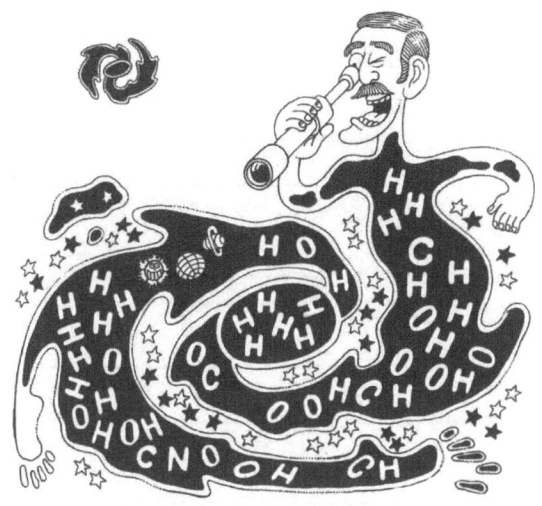
몸의 대부분은 4대 원소로 되어 있다

우주의 원소 구성과 생명의 원소 구성

우주의 원소 구성은 매우 단순하다. 우주에 존재하는 원소의 약 90%는 수소, 약 10%는 헬륨, 나머지 탄소와 질소, 산소는 소수점 이하이다. 생체 구성과 매우 다른 결과이다. 이같은 비율은 어떤 의미를 가지고 있을까?

우주의 기원은 150억~180억 년 전까지 거슬러 올라간다. 현대의 과학은 우주가 탄생하고 나서 10^{-43}초 후에 무엇이 일어났는지 측정할 수 있을 정도로 발달되어 있다. 우주의 크기는 이때 겨우 10^{-28}㎝이었다고 한다. 물론 눈으로도 보이지 않는, 고열의 에너지로 된 초극소의 세계였다.

그때부터 우주는 굉장한 속도로 팽창하고 있다. 이 팽창은 현재도 진행 중이다. 팽창하면서 우주는 차차 식어 소립자가

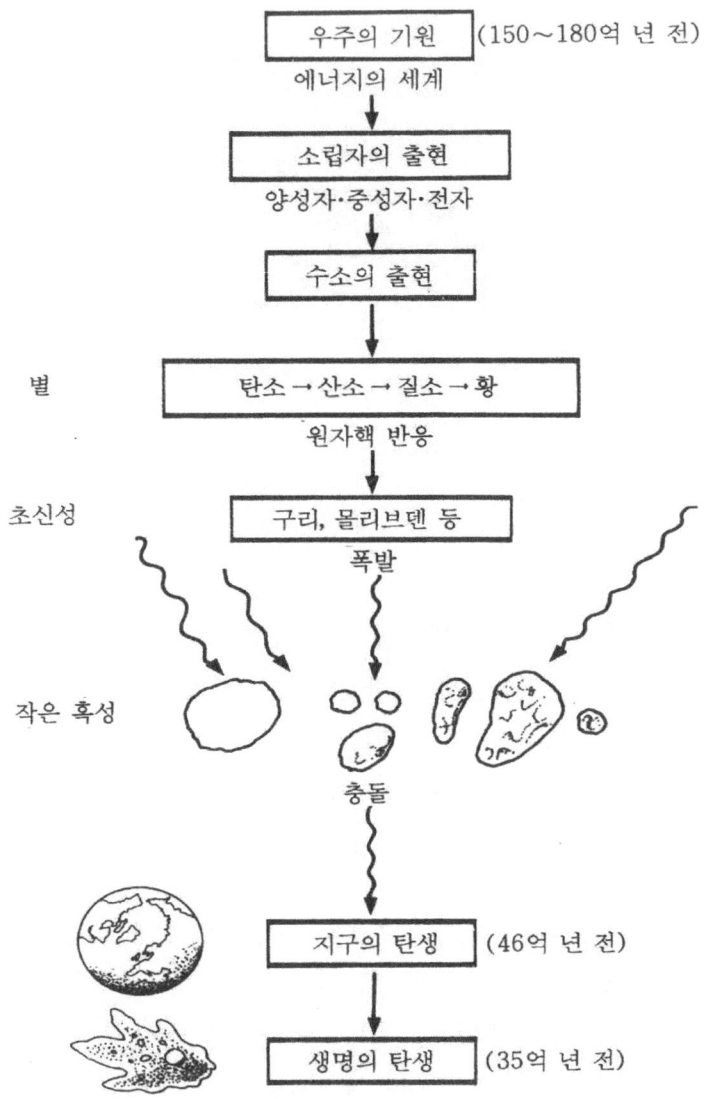

〈그림 2-1〉 우주의 기원에서 생명까지의 생원소의 길고 먼 여행

생겼다. 전자나 원자핵이 생긴 것이다.

우주에 존재하는 모든 물질은 양성자, 중성자, 전자의 세 종류입자(소립자)의 조합으로 되어 있다. 바꾸어 말하면 우주와 우주에서 일어나고 있는 모든 현상을 지배하고 있는 것은 이들 세 입자이다.

우주 탄생 10만 년 후, 우주는 충분히 식어서 최초의 원자인 수소가 탄생되었다. 이때는 미량 원소는 물론 다른 3대 원소도 아직 우주에 존재하지 않았다. 몇 억 년인가 지나 우주에 별이 생기자 별의 중심에서 원자핵 반응이 일어나게 되었다.

수소가 네 개 부딪쳐서 헬륨이 생겼다. 헬륨이 세 번 충돌하여 탄소가 생기고, 거기에 다시 헬륨이 부딪쳐서 산소가 생겼다. 이렇게 무거운 원소가 차례로 탄생하였다(〈그림 2-1〉).

미량 원소는 초신성 폭발이 기원

탄소, 산소, 질소, 황 등은 보통 별 내부의 원자핵 반응으로 생긴다. 그러나 더 무거운 원자는 초신성(Supernova) 폭발 시에 만들어진다. 구리, 몰리브데넘 등의 미량 원소는 거의 초신성에 의해 만들어진 것이다.

수십 억 년 전 초신성 폭발로 만들어진 원소를 필수 미량 원소로 거두어들여 생명이 만들어졌다는 사실은 그들 원소가 우리 몸에 도달하기까지 여행한 거리와 시간을 생각해 보면 기적이다.

우주에서 보면 극미소 세계인 생명은 우주 생성과 밀접한 관계에 있다. 수십억 년 전, 초신성에 의해 만들어져 우주에 뿌려진 무거운 원소가 천문학적 거리를 천문학적 시간 동안 여행하여 필수 미량 원소로서 지구의 생명 탄생에 참가하여, 다시 수십억 년에 걸쳐 우리 몸에 존재하고 있다. 가벼운 흥분을 느끼지 않을 수 없는 일이다.

제3장
생명은 지구에서 탄생되었다

사람은 종으로서 0.0001%의 존재

현재 지구상에는 여러 생명체가 살고 있다. 대략 동물 106만 종, 식물(균류포함) 30만 종, 세균 1,600종이 알려져 있다. 여기에 바이러스, 세균과 바이러스의 중간에 위치하는 클라미디아(Chlamydia), 리케차(Rickettsia), 미코플라스마(Mycoplasma) 등까지 합하면 다종다양한 생명체가 존재한다.

바이러스는 중요한 것만도 30종 이상이나 알려져 있다. 클라미디아는 2종, 리케차는 17속으로 나누어진다.

약 106만 종의 동물 중 75만 종은 곤충이다. 인간이 속한 척추동물은 약 4%를 차지하여 4만 종이다. 그러므로 사람은 종의 수에서 보면 0.0001%에 지나지 않는다.

150만 종을 넘는 생명을 탄생시킨 것은 말할 필요도 없이 지구이다. 지구는 생명체의 어머니다. 그러나 어머니와 아들의 원소 조성은 매우 다르다. 생원소는 겨우 29종에 불과하다.

지구 원소를 골라내어 생명체를 잉태하였다

멘델레프(D. I. Mendeleev)는 원소의 주기율표를 만들었다. 주기율표에 기재되어 있는 원소의 수는 100을 넘는다. 그 중 천연 원소는 91종이고, 12종이 인공 원소이다. 참고로 주기율표 중에서 생원소 분포를 〈표 3-1〉에 나타냈다.

생물은 어머니인 지구의 원소를 다 받아 몸을 만든 것은 아니다. 전체 원소의 삼분의 일만 이용하였으며 이용 방법은 매우 선택적이다. 지각 중의 원소의 존재 비(〈그림 3-1〉)와 생원소의 존재 비를 비교하여 보자(생원소에 대해서는 23페이지 참조).

제3장 생명은 지구에서 탄생되었다

〈표 3-1〉 주기율표상의 생원소 분포

I a	II a	III b	IV b	V b	VI b	VII b	VIII			I b	II b	III b	IV a	V a	VI a	VII a	0
H																	He
Li	Be											B	C	N	O	F	Ne
Na	Mg											Al	Si	P	S	Cl	Ar
K	Ca	Sc	Ti	V	Cr	Mn	Fe	Co	Ni	Cu	Zn	Ga	Ge	As	Se	Br	Kr
Rd	Sr	Y	Zr	Nb	Mo	Tc	Ru	Rh	Pd	Ag	Cd	In	Sn	Sb	Te	I	Xe
Cs	Ba	La	Hf	Ta	W	Re	Os	Ir	Pt	Au	Hg	Tl	Pb	Bi	Po	AT	Rn
Fr	Ra	Ac	Th	Pa	U												

□ 보통량의 생원소 ○ 미량 생원소

지각은 약 반이 산소이고 그 외에 규소 28%, 알루미늄 8%, 철 5% 등이 주성분이다. 이 값을 클라크(Clarke)값이라고 한다. 산소가 많은 점은 지구와 생물 모두 비슷하나 다른 원소는 전혀 다르다. 생원소에서 가장 많은 수소가 1% 이하, 탄소도 미량이다.

이렇게 보면, 생명은 지구에서 독립할 때 특정 원소를 골라내어 이용한 것을 알 수 있다. 즉, 탄소, 수소, 산소, 질소를 고른 것이다. 여기에는 무엇인가 깊은 의미가 있는 것 같다.

인류 최고의 지혜서라고 일컫는 구약성서의 「창세기」를 보자. 인류 최초의 남자는 신이 만들었다고 쓰여 있다. 신은 그를 '흙'으로 빚었다. 흙은 히브리어로 '아다마'이다. 그러므로 그는

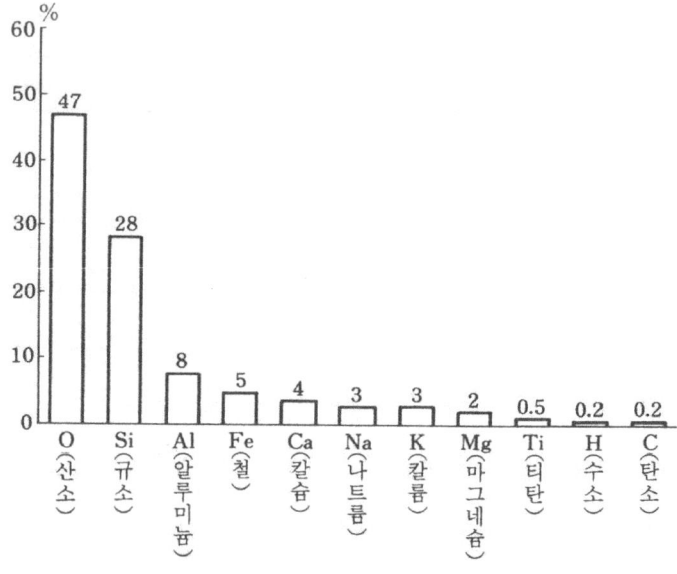

〈그림 3-1〉 지각의 원소 조성비

아담(Adam)으로 이름 붙여졌다. 그렇다면 아담은 흙과 마찬가지의 조성을 가져야 한다. 그러나 이미 설명한 바와 같이 인간의 화학 조성은 '흙(지각)'과 다르다. 구약성서의 내용은 화학적으로는 근거가 없다.

과학자로서 여러 가능성을 고려하여 결론을 이끌어 내야 하므로 다음 말도 추가해야 한다. 구약성서는 생명(사람)의 소재만 말하고 있지 어떻게 하여 아담을 만들었는가에 대한 언급이 없다. 어쩌면 신은 흙 중에서 수소, 산소, 탄소, 질소 등을 골라 이용하는 특수한 방법을 사용하였는지도 모른다.

제3장 생명은 지구에서 탄생되었다   35

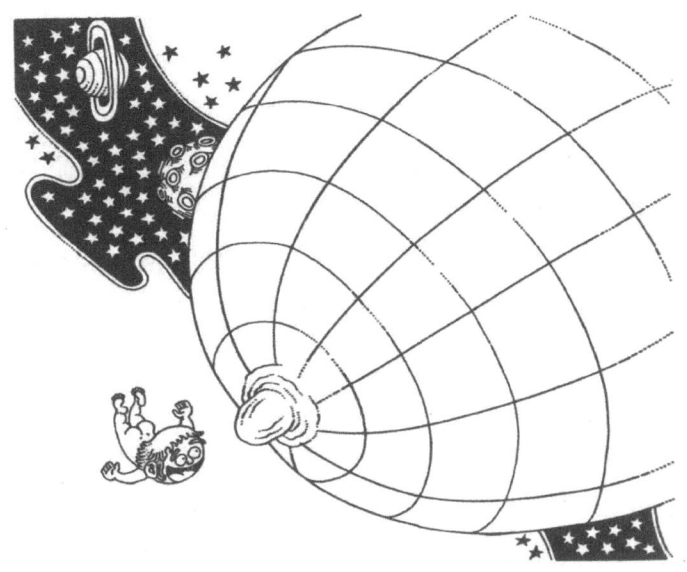

생명은 지구에 함유된 특별한 원소를 바탕으로 만들어졌다

골라내기의 발생 원인은?

어쨌든 생명은 지구를 소재로 하여 만들어졌으며, 지구 속에 함유된 특별한 원소(생원소)를 바탕으로 만들어졌다.

다시 한번 〈표 3-1〉을 보자. 생물은 4대 원소 외에도 셀레늄, 바나듐, 몰리브데넘 등 생소한 원소를 극미량이지만 포함하고 있다. 이들 극미량 원소를 미량 원소(또는 흔적 원소)라 한다.

흔적 원소는 35억 년 전, 원시 생명이 만들어졌을 때 지구에 있었던 것이 혼입된 것도 아니고, 음식으로 몸 속에 들어온 것도 아니다.

이들 원소는 흔적에 지나지 않지만 생물이 살아가기 위한 필수 성분이다. 양적으로는 4대 원소의 발끝에도 미치지 못하지만 기능과 역할은 그들보다 우수하다.

어째서 지구의 원소들 중에서 생원소라 불리는 일군의 원소가 **뽑혔을까**? 이를 이해하기 위해서는 이들 생원소에 대한 성질을 자세히 알아야 한다.

생원소는 어떻게 뽑혀, 어떻게 생물체의 구성 요소가 되고, 어떤 기능을 발휘하여 생명을 지탱하고 있는지 자세히 생각해 보아야 한다.

그래도 흔적 원소는 마음에 걸린다. 어째서 생명에 없어서는 안 되면서 흔적 정도로 좋은가, 어째서 대량 존재하면 안 되나 등도 알고 싶어진다.

또, 생원소가 아닌 금속 원소를 받아들이면 생물은 어떻게 될까? 생물에게 유해할까? 유해하다면 생체는 유해 원소를 배설하는 짜임새를 갖고 있을까? 다음 장에서 이를 살펴보자.

〈칼럼 생원소—표2〉

원소	기호	함유 음식과 평균 섭취량 (mg)	하루 필요량 (mg)	체중 70kg 사랑의 체내 존재량	체내 존재 위치	부족할 때 생기는 병
셀레늄	Se	다랑어, 게, 콩 120~130(μg)	0.1	21	신장, 간장	근디스트로피, 암, 간장괴사, 극산병(울혈성 심근증)
규소	Si	?	?	?	뼈, 모발	결합조직·뼈 형성 부전
비소	As	해산물	?	?	신장, 간장	생육 저해, 생식기능 저하
망가니즈	Mn	4	3	14	신장, 간장	뼈·생식·중추신경기능저하, 성장 지연
몰리브데넘	Mo	0.15	0.3	?	크산틴 산화 효소 등	생장·생식기능저하, 충치 걸리기 쉬움
코발트	Co	20(μg)	20(μg)	1	간장, 신장, 뼈	악성빈혈, 메틸마론산뇨
크로뮴	Cr	2	0.1	3(g)	비장, 난소, 신장, 간장	내당저하, 성장·생식저하
바나듐	V	해산물 (멍게) 0.1	?	?	?	성장·생식부전
니켈	Ni	0.4	0.06	?	핵산	생식저하, 글리코겐 대사저하
카드뮴	Cd	조개류	?	?	?	성장저해
주석	Sn	3	?	?	?	성장부전
납	Pb	다랑어 곡물	?	?	뼈	성장부전

제4장
엘리트의 조건—바나듐의 신비

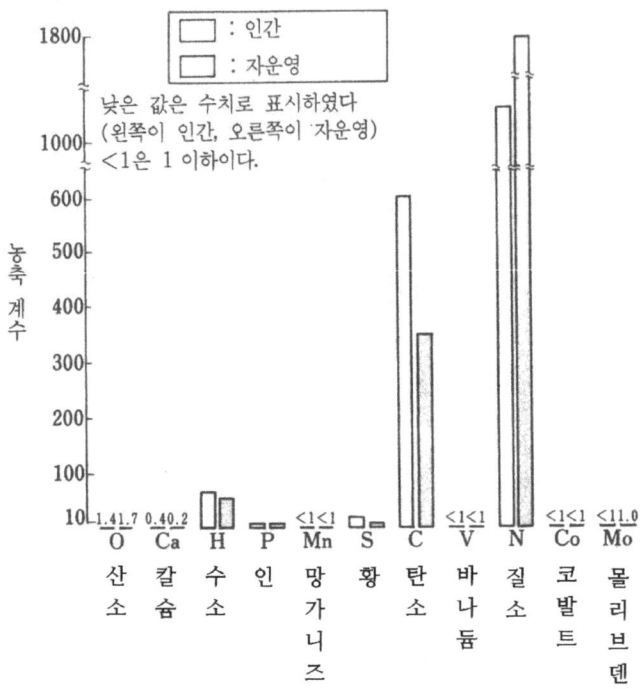

〈그림 4-1〉 육상 생물의 농축 계수

농축 계수로 엘리트의 정도를 알 수 있다

생명은 지구를 어머니로 하여 태어났으나 지구 환경에 존재하는 원소의 양과 생물체에 존재하는 원소의 양은 매우 다르다. 91종의 천연 원소 중 생원소라는 엘리트가 된 것은 29종이다.

그러면 어떤 원소가 엘리트인가? 엘리트의 조건에 대해 살펴보자.

〈그림 4-1〉은 육상 생물 원소의 농축 계수를 나타낸 것이다. 엘리트인가 아닌가를 구분할 때 척도로 사용되는 것이 농축 계

제4장 엘리트의 조건—바나듐의 신비 41

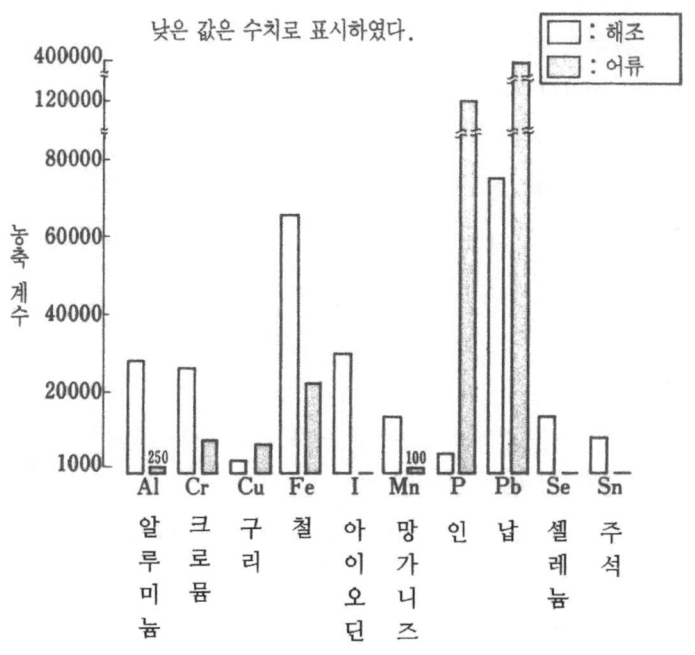

〈그림 4-2〉 해양 생물의 농축 계수

수이다. 농축 계수란 생물이 특정 원소를 적극적으로 받아들이고 있는지 어떤지 나타내는 지표이다(R로 나타낸다).
 즉, R=1이면 생물은 원소를 적극적으로 받아들이지 않는 것이고, R>1이면 적극적으로 받아들여 축적하고 있음을 나타낸다. 이 값이 클수록 중요한 의미가 있다. 반대로 R<1이면 생물에게 유해하기 때문에 제거하려고 하거나 무용지물일 가능성이 크다.
 탄소나 질소의 농축 계수는 매우 크다. 4대 생원소에 포함되어 있는 것을 생각하면 이해하기 쉽다. 생원소 중 인, 황 등이 큰 값을 나타내지만 그래도 10 전후이다. 여기서 주의해야 할 점은 이 계수는 어디까지나 원소의 필요도(엘리트의 정도)를 나타내는 하나의 척도에 지나지 않는다는 점이다.

예를 들어 엘리트 중의 엘리트인 필수 원소 칼슘의 R값은 1 이상은 아니다. 또, 흥미 있는 점으로 인간과 자운영(콩과 사료 식물)의 각 원소에 대한 R값이 매우 비슷하다. 제1장에서 서술한 생명 소재의 공통성의 표시이다.

해양 생물의 농축 계수를 보자(〈그림 4-2〉). 육상 생물과는 전혀 다르다. 물론, 이 경우 육상 생물의 경우와 계산 방법이 다르나 해양 생물은 해조나 어류 모두 농축 계수 값이 매우 크다. 40만 배에 달하는 경우도 있다.

그림과 같이 해양 생물은 여러 금속 원소를 열심히 받아들여 저장하고 있다. 영양 면에서 보면 해양 생물은 비 필수 금속 원소의 보고이다. 바다에 둘러싸여, 바다의 큰 은혜를 받은 우리들의 귀중한 보고이다.

멍게의 바나듐이 당뇨병에 듣는다?

바나듐(V), 생소한 원소일 것이다. 클라크 값은 0.015로, 천연 원소 91종 중에서 지각에 23번째로 많이 존재하며 널리 분포된 원소이다.

존재량은 1g의 토양 중에는 평균 100~300μg 정도, 해수 중에는 1ℓ에 2~35ng(nano gram, 10^{-9}g) 정도 들어 있다.

1911년, 독일인 헨체(M. Henze)는 나폴리의 임해 실험소에서 멍게에 바나듐이 함유되어 있는 것을 밝혀냈다. 멍게의 바나듐 농축 계수는 100만 이상이다. 바나듐을 저장하는 멍게의

제4장 엘리트의 조건—바나듐의 신비 43

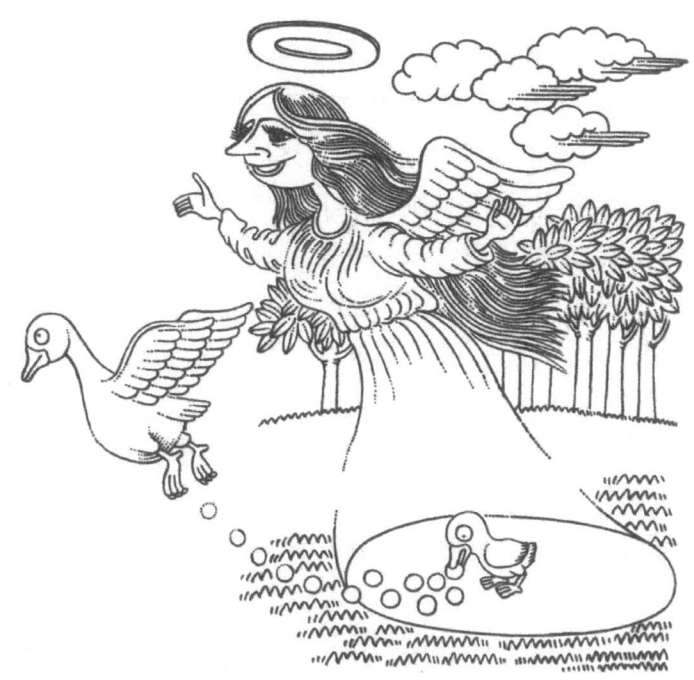

바나듐은 병아리에게는 필수 원소

종류와 세포도 밝혀냈다. 그러나 바나듐의 농축 짜임새와 어떤 작용이 멍게에게 중요한가는 잘 알려져 있지 않다.

바나듐은 멍게의 전매특허는 아니다. 멍게 외의 생물에게도 바나듐이 중요한 역할을 하고 있는 것으로 알려진다. 갈조의 브로모퍼옥시다아제라는 효소는 활성 부위에 바나듐을 갖는다. 분자량 약 9만으로 활성 발현에 바나듐을 필요로 한다. 효소 1분자에 대해 0.3~0.9개의 바나듐이 결합하고 있다.

또, 질소 고정 세균인 질소화 효소(Nitrogenase)도 바나듐을 함유한다. 바나듐은 이같이 생물의 중요 기능을 담당하고 있을 가능성이 크다.

　사람과 바나듐과는 무슨 관계가 있을까? 우리 몸은 약 15㎎의 바나듐을 갖고 있으나 어떤 작용을 하고 있는지 잘 알려져 있지 않다. 그러나 흥미 있는 점으로 당뇨병 억제 작용이 있다. 당뇨병에 걸린 실험동물(쥐)에 바나듐산나트륨과 소금을 섞어주면 당뇨병이 낫는다. 여러모로 주목을 모으고 있는 결과이다.

　쥐와 병아리에게 바나듐은 필수 원소이다. 바나듐이 결핍되면 성장이 늦어지거나 생식 기능이 저하한다. 인간과 바나듐의 관계는 앞으로 서서히 밝혀질 것이다.

　바나듐은 1831년 스웨덴의 화학자 세프스트룀(N. G. Sefström)이 발견하였다. 바나듐이란 이름은 스칸디나비아의 미의 여신 바나디스(Vanadis)에서 유래하고 있다.

〈칼럼 아미노산 배열 읽는 법〉

단백질에 함유된 아미노산은 20종이다. 단백질의 아미노산 배열 순서를 간단히 나타내기 위해 약기호가 필요하며 여기에는 세 문자 기호와 한 문자 기호가 있다. 전체 배열 순서를 한눈으로 볼 필요가 있을 때는 한 문자 기호를 사용한다. 왼쪽 끝에는 아미노 말단 아미노산이, 오른쪽 끝에는 카르복시 말단 아미노산이 오도록 표시한다.

아미노산	세 문자 기호	한 문자 기호
알라닌	Ala	A
아르기닌	Arg	R
아스파라긴	Asn	N
아스파르트산	Asp	D
시스테인	Cys	C
글루타민	Gln	Q
글루탐산	Glu	E
글리신	Gly	G
히스티딘	His	H
이소루신	Ile	I
루신	Leu	L
리신	Lys	K
메티오닌	Met	M
페닐알라닌	Phe	F
프롤린	Pro	P
세린	Ser	S
트레오닌	Thr	T
트립토판	Trp	W
티로신	Tyr	Y
발린	Val	V

제5장
바다의 역할을 뼈가 대신한다―인과 칼슘

〈표 5-1〉 바다와 생물의 10대 원소

「뼈의 과학」(医齒藥出版社)

바다	생물(인체)	순위
수소	수소	1
산소	산소	2
나트륨	탄소	3
염소	질소	4
마그네슘	나트륨	5
황	칼슘	6
칼륨	인	7
칼슘	황	8
탄소	칼륨	9
질소	염소	10

생원소와 바다의 조성은 비슷하다

생명의 선조는 바다에서 태어났다. 바다야말로 생명의 고향이다. 이를 뒷받침하는 사실은 생물의 몸을 만들고 있는 원소(생원소)의 조성과 바닷물의 화학 조성이 비슷하다는 점이다. 10대 원소를 비교하면 〈표 5-1〉과 같이 상당히 비슷하다.

그러나 차이가 없는 것은 아니다. 마그네슘은 바닷물에서는 다섯 번째로 많지만 생물체의 10대 원소에는 들어 있지 않다(사실은 열한 번째). 또, 생물체에는 인이 일곱 번째로 비교적 많이 함유되어 있으나 바닷물에는 열 번째에도 들어 있지 못하다.

생명 활동에 중요한 인은 어디에 있는가

인은 생명을 특징짓는 대표적 원소이다. 그러나 1ℓ의 바닷물 속에 40㎍ 밖에 들어 있지 않다.

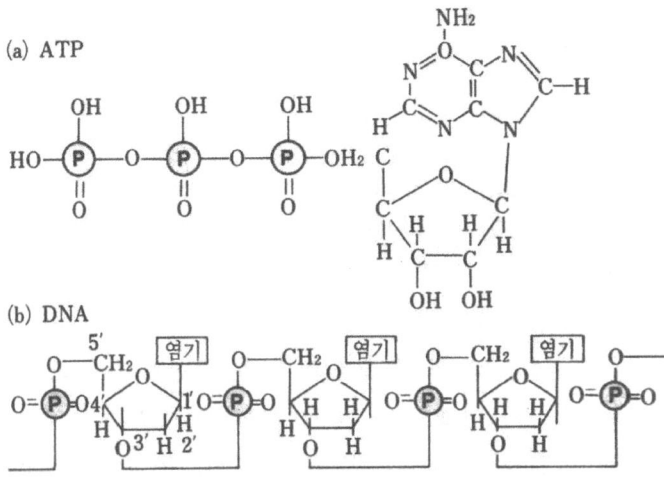

〈그림 5-1〉 인(P)은 ATP나 DNA에 포함되는 중요한 생원소

우리 몸의 비중을 1로 하면 1ℓ에 12mg의 인이 함유되어 있으므로 몸은 바닷물보다 300배나 높은 인을 함유하고 있다. 이는 〈그림 4-2〉를 보면 잘 알 수 있다. 어류는 바다에서 인을 받아들여 10만 배 가까이 농축하고 있다.

우리가 살아가기 위해 필요한 에너지는 ATP〈그림 5-1a〉에 화학 에너지로 저장되어 있고 ATP 한 분자는 세 개의 인을 포함하고 있다. 이것은 생원소로서의 인의 중요성을 나타낸다. 또한 유전자인 DNA를 생각해 보면(〈그림 5-1b〉) DNA는 뉴클레오티드가 인으로 연결된 커다란 분자이다.

이같이 인은 생명 활동에 필수적인 원소이다. 체중 60kg인 사람은 약 700g의 인을 함유하며 그 중 85%는 뼈와 이에 존재한다. 어째서 이렇게 몰려 있을까? 이를 이해하기 위해서는 칼슘도 살펴보아야 한다.

탄산칼슘과 인산칼슘의 차이

칼슘은 바닷물에도 많이 함유되어 있고 인체에도 많다. 생명이 바다에서 발생할 때 바닷물에 많이 함유된 원소를 사용하였기 때문에 칼슘이 생체에 많이 함유된 것이다. 성인(60kg)은 약 1~2kg의 칼슘을 함유하고 있다. 그중 99%가 뼈와 이(합하여 경조직이라 한다)에 들어 있다. 인과 칼슘 대부분이 경조직에 들어 있는 것은 왜일까?

바닷물의 원소 조성과 생물체의 원소 조성에서 인은 차이가 있다. 인은 칼슘과 함께 뼈와 이에 관계하고 있다. 바다와 뼈는 어떤 관계에 있을까? 뼈를 조사하여 보자. 무척추동물과 척추동물의 경조직을 살펴보면 재미있는 것을 알게 된다. 즉, 연체동물인 조개의 경조직은 조개껍질, 게나 새우(갑각류)의 경조직은 껍질이다. 이들 경조직은 척추동물의 뼈에 해당되며 외골격(外骨格)이라 한다. 척추동물의 경조직은 내골격(內骨格)이라 한다. 사미센(三味線) 조개와 같이 예외도 있으나 무척추동물 경조직의 무기 성분은 대부분이 탄산칼슘이다.

척추동물 중에서 가장 원시적인 동물은 먹장어(원구류)로 약 4억 년 전에 출현한 것으로 보인다. 먹장어의 뼈는 석회화(칼슘이 세포 사이에 침착하는 것)되어 있지 않다. 즉, 칼슘 결정을 갖고 있지 않다.

상어 등의 연골어류의 연골(내부 골격)은 부분적으로 석회화되어 있다. 현재 바다 어류의 대부분인 경골어는 사람과 마찬가지로 발달한 뼈 조직을 갖고 있으며 뼈는 인산칼슘을 다량 함유하고 있다. 탄산칼슘이 아닌 데에 주의해야 한다. 이는 원구류를 제외한 척추동물의 특징이다. 척추동물은 인산칼슘의 형태로 석회화된다.

척추동물의 뼈는 바다를 대신한다

석회화는 '석회화→딱딱하게 된다→뼈'와 같이 생체의 골격을 만든다.

척추동물의 석회화에는 두 가지 의미가 있다. 무척추 동물에 있어서 뼈의 주요 기능은 구조의 안정화와 지지, 유지에 있다. 이것은 척추동물에게도 마찬가지로 적용되지만 척추동물의 경우에는 다른 의미도 갖고 있다. 이것은 생물의 진화와 밀접한 관계가 있다.

미리 결론부터 내리자면 척추동물에게 뼈는 바다를 대신하는 기능을 가지고 있다. 이에 대해 좀 더 자세히 살펴보자.

외부 환경이 바다에서 공기로 변하면

생명은 바다에서 발생하였다. 그러므로 앞에서 말한 것과 같이 몸의 원소 조성은 바다의 원소 조성과 매우 비슷하다 그러나 생명이 생명다워질 수 있었던 것은 외부 환경(바다)에서 독립할 수 있는 구조를 갖추고 난 후부터이다. 즉, 내부 환경(혈액이나 임파액 등의 체액)을 갖게 된 것이다. 내부 환경은 외부 환경과 원소 조성이 매우 비슷하지만 같지는 않다.

내부 환경과 바닷물의 이온 조성은 〈그림 5-2〉와 같다. 해파리, 비늘벌레 해산 무척추동물의 이온 농도는 놀랄 정도로 바닷물과 비슷하다. "생명은 바다에서 생긴다"를 그 예로 나타내고 있다. 생원소의 공급원인 것이다.

가장 원시적인 척추동물인 먹장어를 살펴보자. 역시 원시적

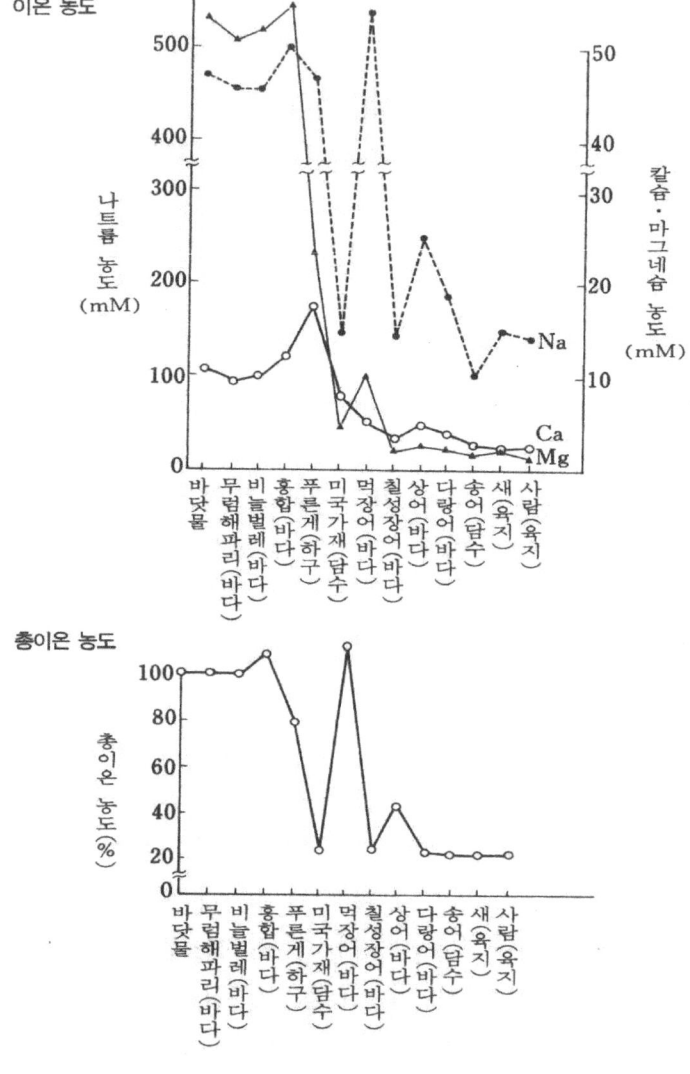

〈그림 5-2〉 동물의 체액과 바닷물의 이온 조성
(총 이온 농도는 각 이온 농도의 합)

제5장 바다의 역할을 뼈가 대신한다—인과 칼슘 53

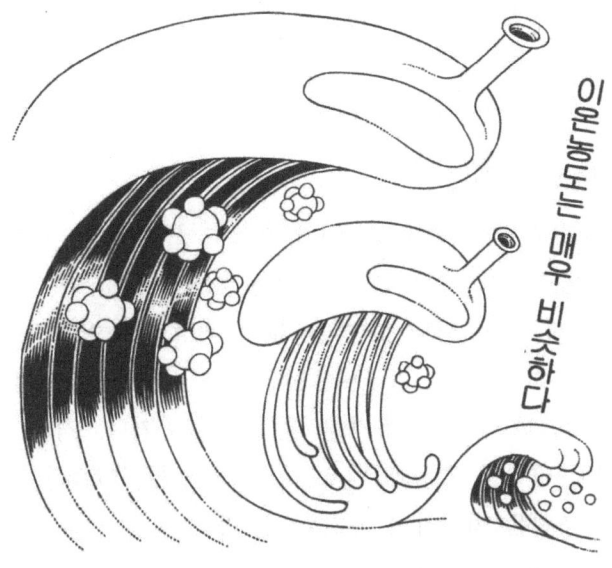

생명은 바다에서 생겼다

으로 총 이온 농도와 나트륨 농도는 약간 높으나 거의 바닷물과 같다. 그러나 마그네슘은 상당히 낮아 우리와 약간 비슷하고 칼슘 농도는 바닷물의 반 정도이다. 먹장어보다 좀 더 진화한 칠성장어의 칼슘 농도는 다시 반감하여 사람과 거의 같아진다. 총 이온 농도는 바다의 1/4이 되어 사람과 같다. 푸른 게와 미국가재(Crayfish)와 같이 담수에 살게 된 무척추동물의 총 이온 농도는 당연히 바닷물보다 낮다.

동물은 바다→담수→육지로 진화하는 데에 따라 총 이온 농도가 줄어들고 있다. 생물은 체액의 이온 농도를 바꾸기 위해서 모든 노력을 하였다. 그것은 바다 밖에서도 살아가기 위한 것이었다.

바다 대신 생원소를 공급받기 위한 노력으로 뼈를 만들어 낸 것으로 생각된다.

뼈는 원소의 저장고

하등 해산 무척추동물의 총 이온 농도는 바닷물과 거의 같기 때문에 이온 조성을 외부 환경(바다)과 독립시켜 유지하는 일은 그렇게 곤란한 일이 아니다. 예를 들어 먹장어는 아가미, 소장 등의 선택적 이온 투과 기구로 족하다. 그러나 동물이 진화하여 담수에 살게 되거나, 육지에 올라 생활하거나, 경골어류와 같이 체액이 바닷물 조성과 매우 다른 경우에는 단순한 방법으로는 이온 조성을 일정하게 유지할 수 없다.

경골어류는 뼈를 가진다. 물론 담수어류와 육지의 동물도 뼈를 가진다. 뼈는 몸의 구조를 유지하고, 체액의 이온 농도를 일정하게 유지하는 역할을 한다.

진화에 따라 체액의 이온 조성 및 농도는 바다와 크게 달라진다. 〈그림 5-2〉의 담수어를 살펴보면 바로 알 수 있다. 육생(陸生) 동물에 이르면 외부 환경은 물(액체)이 아니고 공기(기체)로 변하고 있다.

담수어를 예로 들자. 담수 속의 칼슘 농도는 약 0.75mM이다. 체액은 2.5mM이다. 담수어는 이 농도 차와 반대로 수중에서 체액의 농도를 일정하게 유지해야 한다. 칼슘의 공급원은 말할 필요도 없이 먹이이다. 그러나 무엇인가 사건이 일어나 긴급하게 칼슘이 필요할 때 공급원인 바다에서 벗어나 있으면 매우 곤란하게 된다. 이 요청에 따른 짜임새가 뼈이다. 뼈는 다량의 인산칼슘을 침착시킨 조직이기 때문이다.

하등 동물은 인이나 칼슘을 바다에서 섭취하지만 고등 동물은 바다에서 벗어나 있기 때문에 바다를 대신할 다른 것이 필요하다. 뼈는 딱딱하고 아무 변화도 받지 않는 것 같지만, 만들어지고 부서지는 과정을 격렬하게 반복하고 있다. 파괴 시에 유리되는 칼슘은 체액의 칼슘과 교환되어 체액의 칼슘 농도를 일정하게 유지한다.

뼈는 칼슘 뿐 아니라 다른 무기물도 저장한다. 생체 칼슘의 99%, 인의 85%, 마그네슘의 60%, 나트륨의 25%가 뼈에 들어 있다. 뼈는 생체가 필요로 하고 있는 이들 이온의 저장 및 공급원의 역할을 하고 있다.

〈칼럼 용어 사용법〉

* 콜라겐(Collagen)과 콜라겐 가수분해 효소(Collagenase)

이는 콜라겐이라는 단백질과 그를 분해하는 효소 Collagenase를 말한다. 어떻게 분해하는가는 제16장에서 설명하고 있다. 이같이 어느 물질 뒤에 아제(-ase)를 붙이면 그 물질을 분해하는 효소를 의미한다. ATP와 ATPase, Phosphate와 Phosphatase 등은 이 책에도 등장한다. Protease는 프로틴(Protein, 단백질)과 아제를 합한 말이다.

* 트랜스페린과 아포트랜스페린

아포(Apo)는 떨어진다는 의미의 접두어이다. 트랜스페린에서 철을 떼어낸 것이 아포트랜스페린이다. 철이 결합하고 있는 트랜스페린을 강조하고 싶을 때는 홀로(Holo, 전체 또는 완전이라는 의미)를 붙여 홀로트랜스페린이라 한다. 홀로세룰로플라스민-세룰로플라스민-아포세룰로플라스민 등도 같은 용어이다.

이같이 간단한 영어지식으로 전문 지식이 없어도 생명 과학 용어의 의미를 추정할 수 있다. 예를 들어, Ferrooxidase를 분해하여 보자. 페로와 옥시다아제로된 말이다. 페로는 트랜스페린의 페(Fe)와 같은 철(2가), 옥시도 산소(Oxygen)의 옥시와 마찬가지로 산화, 아제는 효소의 의미다. 그러므로 전체로서 2가 철 산화 효소라는 의미이다.

제6장
칼슘을 잡는 물질

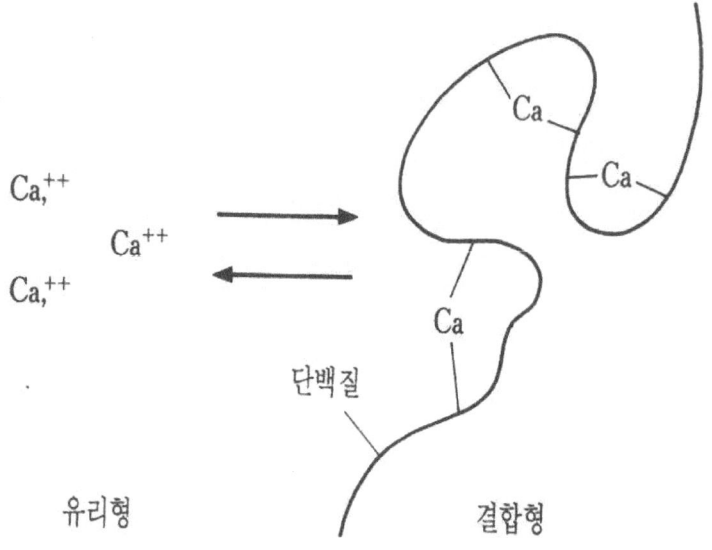

〈그림 6-1〉 금속 이온에는 유리형과 결합형이 있다

17종의 금속 원소가 몸 속을 여행할 때 금속을 잡는 물질(금속과 결합하는 물질)이 중요한 작용을 한다. 금속을 잡는 물질은 거의 단백질이며 종류도 많다.

이 장에서는 금속 생원소 중에서 가장 많이 연구되어 있는 칼슘을 예로 들고 칼슘에 결합하는 단백질을 자세히 살펴본다.

칼슘 결합 단백질은 10종류 이상이나 알려져 있다. 여기에는 뼈와 이에 존재하는 단백질 및 칼모듈린(Calmodulin)이 있다. 제16장에서 혈액 응고와 단백질 분해 효소를 설명하고 있으므로 함께 참조하기 바란다.

음식으로 몸에 섭취되어 혈액을 타고 몸의 조직(세포)에 도착한 칼슘이 세포에 잡히는 장면을 생각하면서 읽기 바란다.

제6장 칼슘을 잡는 물질 59

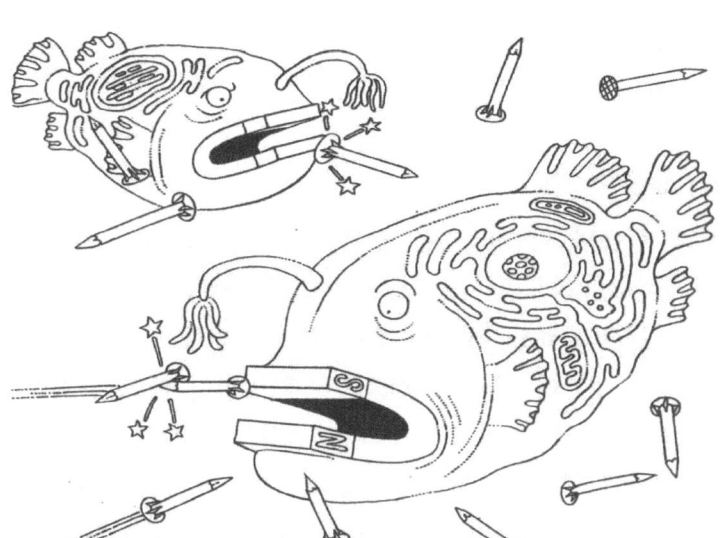

미량 원소가 몸 속을 여행할 때 그 금속을 잡는 물질이 중요한 역할을 하고 있다

단백질에 결합한 칼슘은 단백질의 성질을 바꾸어 단백질의 역할이 나타나게 하는 일도 있다. 그리고 결합형 칼슘이 유리형이 되어 중요한 화학 반응에 참가하는 경우도 있다(〈그림 6-1〉).

금속 이온은 유리형으로 존재하는 것과 단백질 등에 결합하여 존재하는 것이 있다. 칼슘 이온이 작용할 때 중요한 것은 유리형의 농도이다.

결합형 칼슘은 다른 것과 결합하고 있기 때문에 움직일 수 없어서 새로운 작용을 하지 못한다. 유리형은 무엇인가 행동하려고 하는 형이고, 결합형은 행동이 끝난(또는 시작하기 전) 형이다.

칼슘은 단백질과 결합하여 유지된다. 몸은 필요에 따라 이를 해방시켜 칼슘을 작용시킨다.

(1) 뼈와 이

뼈와 칼슘의 인연이 깊은 것은 이미 살펴보았다. 어른 몸에 들어 있는 칼슘의 양은 2~3kg으로 그중 98%는 뼈에 있다.

고등 동물의 뼈도, 성게와 같은 바다의 하등 동물의 뼈도 모두 칼슘과 인연이 깊지만 칼슘의 존재 방법이 다르다. 사람 뼈의 칼슘은 인산칼슘이지만 성게는 탄산칼슘이다. 성게의 뼈라고 무시하면 안 된다. 오스트레일리아 대륙 주변의 대산호초와 중국 대륙의 석회암 지대 바다의 하등 동물이 태고부터 200만 년에 걸쳐 만들어 온 뼈가 유물로 남아 있다. 중국 대륙의 경우는 4억 년 전 생물들의 활동 유물이다. 그들의 활동 덕택에 태고의 지구에 대량 존재하던 탄산가스를 뼈로 소비, 감소시켜 현재와 같이 탄산가스 농도가 낮은 대기를 만들었다.

현재 환경오염으로 탄산가스 농도가 높아져서 지구 온도를 높이고 있는 온실 효과가 매스컴에 자주 오르내린다. 그런 의미에서 바다 하등 동물들의 뼈도 생물이 살아갈 수 있도록 지구 환경을 변화시킨 점은 매우 중요하다.

고등 동물의 뼈와 이에는 다량의 인산칼슘 결정이 있다. 이러한 칼슘 결정이 만들어지는 데에 중요한 것은 오스테오넥틴(Osteonectin, 뼈의 경우)과 포스포린(Phosphophoryn, 이의 경우)이다. 두 가지 모두 칼슘 결합 단백질이다. 포스포린의 경우 단백질 1mg은 약 100μg의 칼슘과 결합할 수 있다.

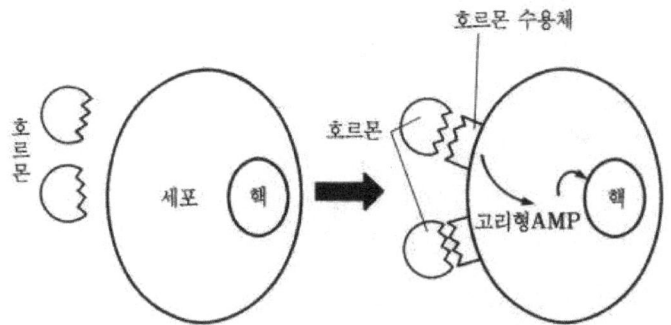

〈그림 6-2〉 호르몬 세포를 자극하는 짜임새

(2) 칼모듈린

칼모듈린(Calsium Modulator Protein, 칼슘 조절 단백질)은 이름대로 칼슘과 결합하여 칼슘을 필요로 하는 여러 생체 반응에 관여하고 있다.

1970년 일본의 가키우치(垣內史郞) 박사는 이 단백질을 가장 먼저 보고하였다. 발견의 계기는 다음과 같다.

호르몬에는 인슐린과 같은 단백질 호르몬이 여러 가지 있다. 단백질 호르몬이 세포를 자극하는 짜임새는 〈그림 6-2〉와 같다.

혈액에서 세포에 도달한 호르몬은 세포막 위에 있는 호르몬 수용체와 결합한다. 그러면 그것이 자극이 되어 고리형 아데노신 일인산(고리형 AMP라 한다)의 양이 늘어난다. 즉, 호르몬의 자극은 고리형 AMP 양의 변화로 세포 내에 전달된다. 그러므로 호르몬이 세포 작용을 조절하는 짜임새를 생각하여 볼 때

고리형 AMP 양의 변동은 매우 중요한 정보이다.

고리형 AMP는 말할 필요도 없이 세포 내에서 만들어지고 부서진다. 즉, 합성 속도와 분해 속도의 균형으로 양이 결정된다. 한편, 합성 속도는 고리형 AMP 합성 효소의 활성, 분해 속도는 분해 효소의 활성에 따른다. 즉, 고리형 AMP의 양을 늘리는 방법은 합성 효소의 활성을 높이든가 분해 효소의 활성을 낮추든가 하면 된다.

가키우치 박사는 분해 효소의 활성이 칼슘 이온에 의해 매우 촉진되며, 여기에 특별한 단백질이 관여하고 있는 것을 알아냈다. 그 단백질을 칼모듈린이라 한다.

칼모듈린 작용의 짜임새

칼모듈린은 생물의 종에 관계없이 거의 같다. 이것은 칼모듈린(즉, 칼슘)이 생명의 중요한 역할을 담당하느라 긴 생물 진화 과정을 통해서도 변하지 않았다고 할 수 있다.

〈그림 6-3〉은 칼모듈린의 아미노산 배열순서와 구조로, 칼슘이 단단하게 붙어 있는 모습을 알 수 있다. 칼모듈린은 칼슘과 결합하여 고리형 AMP 양을 조절하는 것과 같이 칼슘을 필요로 하는 반응 과정에 영향을 미친다.

예를 들어 고리형 AMP의 분해 효소인 포스포디에스테르 가수분해 효소(Phosphodiesterase)를 살펴보면 칼슘이 결합한 칼모듈린은 불활성인 포스포디에스테르 가수 분해 효소와 결합하여 효소를 활성화시킨다. 그러나 칼슘이 떨어져 나가면 칼모듈린은 효소에서 떨어져서 효소는 불활성 상태가 된다. 이런 방법으로 효소 반응 속도를 조절하고 있다. 즉, 고리형 AMP의

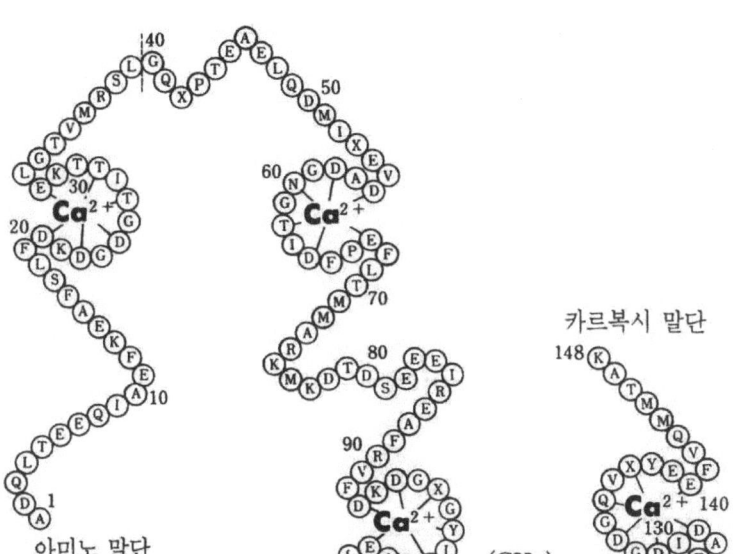

〈그림 6-3〉 사람 뇌에서 얻어진 칼모듈린의 아미노산 배열 방법 및 칼슘 결합. 결합형 칼슘은 튼튼하게 붙잡혀서 움직이지 못한다

양을 조절하고 있는 것이다.

세포에 주어진 호르몬의 자극은 이같이 세포 내로 전달된다. 즉, 이 칼슘 결합 단백질은 호르몬 등의 정보 전달에 중요한 작용을 하고 있다.

칼슘과 단백질의 결합은 의미가 다르다. 결합이라고 하면 단순한 물리적 또는 화학적 결합의 의미가 강하여 생리적 기능 발현의 이미지가 나타나지 않는다. 이 이미지를 나타내기 위해 칼슘 수용 단백질로 표현, 결합 대신 수용이라는 말을 사용하

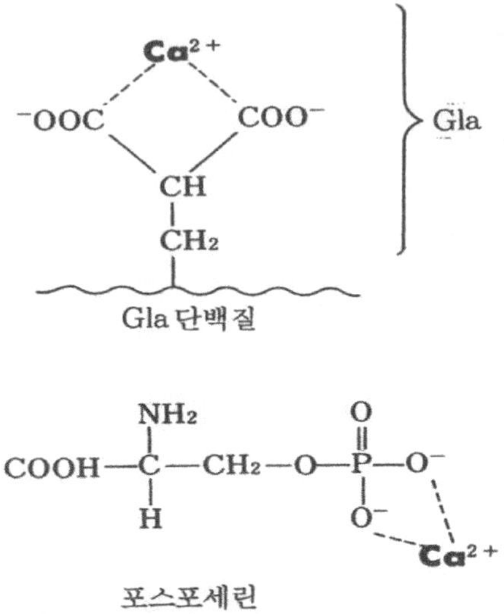

〈그림 6-4〉 Gla 단백질과 인단백질에 의한 칼슘 결합

기도 한다.

칼슘 이온은 이런 방법으로 몸 속에서 단백질과 결합하여 여러 기능을 나타나게 한다. 원핵생물에는 칼모듈린이 없다. 칼모듈린뿐 아니라 다른 칼슘 결합 단백질도 없다. 원핵생물과 진핵생물의 칼슘 이온의 이용 방법에는 큰 차이가 있다

칼슘 결합 단백질에 대해 정리해 보자. 칼슘 결합 단백질에는 세 종류가 있다.

(1) 칼모듈린과 같이 단백질 구조 중에 칼슘과 결합하고 있는 것
(2) Gla 단백질 프로트롬빈(Prothrombin) 같이 카르복시글루탐산(Carboxyglutamate, Gla)이라는 아미노산을 매개하여 칼슘과 결합하는 것
(3) 포스포포린과 같은 인단백질. 인산기는 포스포세린(Phosphoserine,

〈그림 6-4〉) 등의 형태로 함유되어 있다.

이들 세 종류 단백질을 칼슘에 대한 결합력으로 정렬하면 칼모듈린>포스포포린>프로트롬빈의 순서가 된다.

제7장
구리 여행의 길동무—세룰로플라스민

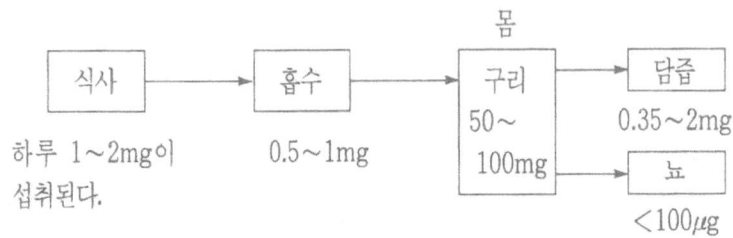

〈그림 7-1〉 구리의 흐름

혈액에 들어온 구리는 간장으로

어른 몸에는 50~100mg의 구리가 함유되어 있다. 하루 섭취하는 구리의 양은 1~2mg이다. 그러나 흡수량은 0.5~1mg이다.

한편 구리의 대부분은 담즙을 통해 배설되며, 배설량은 0.35~2mg이다. 그 외에 적지만 오줌으로도 배설된다. 흡수량과 배설량이 균형을 이루는 것은 물론이다. 이를 동적(動的) 평형 상태라고 한다(〈그림 7-1〉).

〈그림 7-2〉를 보자. 장에서 흡수된 구리는 물론 혈액에 들어간다(혈청 구리). 혈청 구리는 유리 상태로 존재하는 것은 아니다. 90~95%의 구리는 세룰로플라스민(Ceruloplasmin)이라는 혈청 속의 단백질과 결합, 세룰로플라스민 구리가 된다. 남은 구리는 대부분 알부민과 약하게 결합하고 있으나 일부는 아미노산인 히스티딘과도 결합하고 있다.

여기서 주의해야 할 점은 장관에서 혈액으로 들어간 구리가 바로 세룰로플라스민과 결합하는 것은 아니라는 점이다. 먼저 알부민과 결합하여 혈액을 타고 간장으로 운반된다. 세룰로플라스민과의 결합은 간장에서만 이루어진다.

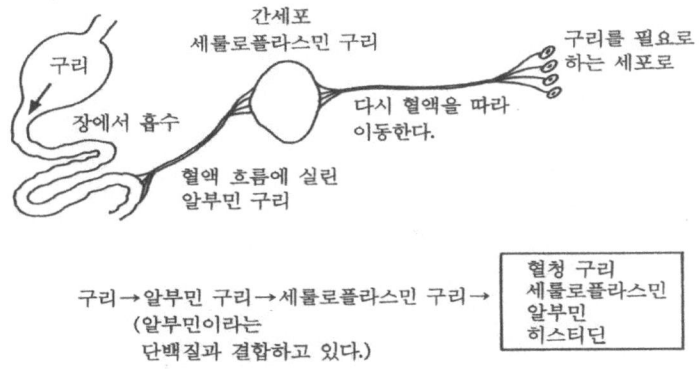

〈그림 7-2〉 혈정 구리의 흐름

혈액은 기능성 단백질의 보고

세룰로플라스민은 간장 세포에서 만들어진다. 만들어진 직후의 세룰로플라스민에는 물론 구리가 결합하고 있지 않다. 이를 구별하기 위해 구리가 붙어 있지 않은 세룰로플라스민을 아포세룰로플라스민(Apoceruloplasmin)이라 한다.

세룰로플라스민은 혈청 단백질의 하나이다. 혈청에는 우리 몸이 살아가기 위해 요구되는 모든 물질이 함유되어 있다고 하여도 과언이 아니다. 몸의 세포는 직접, 또는 간접적으로 혈액에서 여러 물질을 보급 받아 작용하고 있다. 그러므로 혈청은 중요한 기능 단백질의 보고이다.

혈청 단백질은 아직 밝혀져 있지 않은 점이 있다. 혈장은 혈액 응고계의 단백질을 함유하고 있으나 혈청은 함유하지 않는다. 그러나 이 책에서는 오해가 없는 한, 두 가지를 엄밀하게 나누지 않는다.

혈장에는 100종류 이상의 단백질이 존재하고 있다. 그중 70

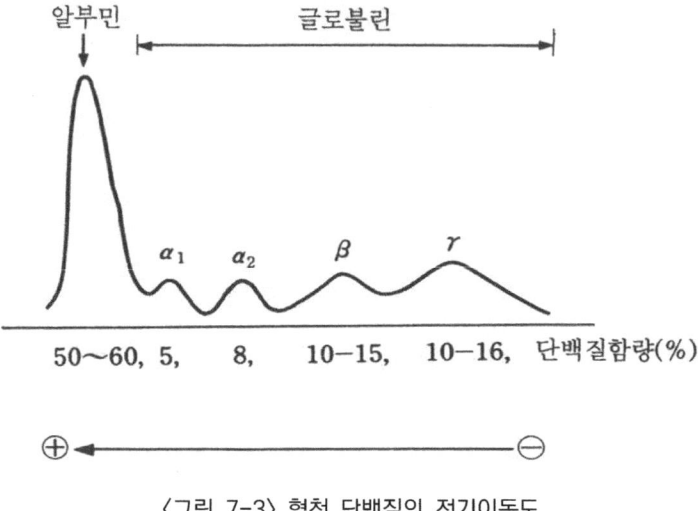

〈그림 7-3〉 혈청 단백질의 전기이동도

종 이상의 단백질에 대한 성질이 밝혀져 있으나 생리적 역할에 대해서는 아직 명확하지 않은 점이 많다. 단백질이 100종 이상 되므로 분류하여 나누는 것이 편리하다.

여기에는 물리화학적 분류법과 생물학적 분류법이 있다. 물리화학적 분류법은 하전 차이로 단백질을 나눈다. 혈청을 전기이동(電氣移動)하면 〈그림 7-3〉과 같은 결과로 나타난다. 이를 바탕으로 단백질을 크게 알부민, 글로불린으로 나눈다. 글로불린은 다시 α_1-, α_2-, $\beta-$, $\gamma-$글로불린으로 나누어진다.

알부민은 알비노(Albino)와 같은 어원(Albus, 흰)으로, 흰 단백질이란 의미이다. 달걀흰자의 단백질에서 유래한다.

글로불린은 어원적으로는 구상(球狀) 단백질이라는 의미로, 물에 녹지 않고 묽은 염용액에 녹는다. 이 분류에 따르면 세룰로플라스민 중 홀로세룰로플라스민(Holoceruloplasmin)은 α_2-

〈표 7-1〉 금속 수송 단백질

단백질	수송되는 금속
세룰로플라스민	구리
트랜스페린	철
알부민	구리, 셀레늄, 아연
α-글로불린	카드뮴, 코발트, 아연
β-글로불린	망가니즈

글로불린에 가까우며, 아포세룰로플라스민(Apoceruloplasmin)은 α_1—글로불린에 가깝다.

세룰로플라스민은 금속 수송 단백질

한편, 생리적 기능에 의한 분류 방법은 여러 가지가 있다. 수송 단백질 기능을 갖는 일군의 혈장 단백질이 있다(〈표 7-1〉). 세룰로플라스민은 물론 그중 하나이다. 이 단백질은 1948년 홀름버그와 로레에 의해 돼지 혈청에서 분리하였다. 분자량 13만 4천으로 1분자에 6 또는 7원자의 구리를 함유하고 있으며, 청색을 띤다. 이 단백질의 아미노산 배열순서도 밝혀지고 있다.

구리를 함유한 단백질은 그 외에도 아주린(Azurin), 플라스토시아닌(Plastocyanin), 시토크롬 c 산화 효소(Cytochrome c Oxidase) (제15장 참조) 등이 있다. 재미있는 점은 이들 단백질의 아미노산 배열은 전혀 다르지만 구리의 결합 부위는 비슷하다는 점이다.

구리 대사의 이상이 윌슨병을 일으킨다

세룰로플라스민은 당단백질로 갈락토오스 같은 당을 50분자 이상 함유하고 있다. 물론 이들 당은 단독으로 세룰로플라스민에 결합하고 있는 것은 아니고, 서로 결합하여 당사슬을 형성하며 당사슬이 단백질에 결합하고 있다.

성인의 정상 혈청은 100ml당 30~35mg의 세룰로플라스민을 함유하고 있으며, 그중 약 10%는 아포세룰로플라스민이다. 약 5~10일로 반감하는 속도로 대사되고 있다.

선천성 구리 대사 이상인 윌슨병(Wilson's Disease)은 1912년에 윌슨이 발견한 유전병으로, 간장이나 뇌 등에 구리가 축적되어 급성 간장병이나 손발이 떨리는 증상이 나타난다. 미국에서는 4백만 명에 한 명 정도로 일어난다. 환자는 혈청 중의 세룰로플라스민 농도가 낮다(100ml당 10mg 이하).

그러나 세룰로플라스민을 환자에게 주어도 병은 낫지 않기 때문에 세룰로플라스민의 결손이 윌슨병의 모태라고는 생각되지 않는다.

건강한 성인은 50~100mg의 구리를 함유하며, 그중 90%는 간장, 골수, 근육에 있다. 세포에서 구리를 함유한 단백질이 만들어질 때 세룰로플라스민은 구리를 운반하여 단백질에 전달하는 것으로 생각되고 있다. 시토크롬 c 산화 효소나 모노페놀 일산소화 효소(Tyrosinase) 등의 구리 단백질이 만들어질 때 이들 아포단백질(Apo-Protein)에 구리를 공급한다.

세룰로플라스민은 구리 단백질로서 산화 효소로도 작용한다. 그래서 세룰로플라스민은 철 대사에도 관여한다.

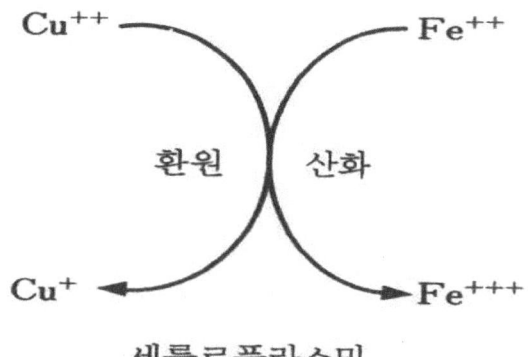

⟨그림 7-4⟩ 세룰로플라스민은 철(Ⅱ) 산화 효소이기도 하다.

철의 작용을 돕는 구리

먼저 철 대사를 간단히 살펴본다. 철은 2가 이온(Fe^{2+})으로서 소장 상피(上皮) 등에 침착하고 있다. 세룰로플라스민은 철(Ⅱ) 산화 효소(Ferrooxidase, 2가의 철 이온을 산화하는 효소)로 자신이 가진 구리의 2가 이온을 환원하여 철의 2가 이온을 산화시켜 3가 이온으로 만든다(⟨그림 7-4⟩). 철의 3가 이온은 아포트랜스페린(Apotransferrin)과 결합하여 트랜스페린이 된다. 철은 트랜스페린의 형태로 혈액을 통해 각종 세포로 전달된다.

이를 바탕으로, 철 대사가 얼마나 구리에 의존하고 있는지 살펴보자. 음식을 통해 몸 속에 들어온 철은 소화기의 점막 세포에 저장된다. 여기서 세룰로플라스민의 혈청 농도가 낮으면 철 보존 세포에 철이 충분하여도 혈장 중의 철의 농도는 높아지지 않는다.

즉, 세포 중의 철은 세룰로플라스민에 의해 산화되어야 다른

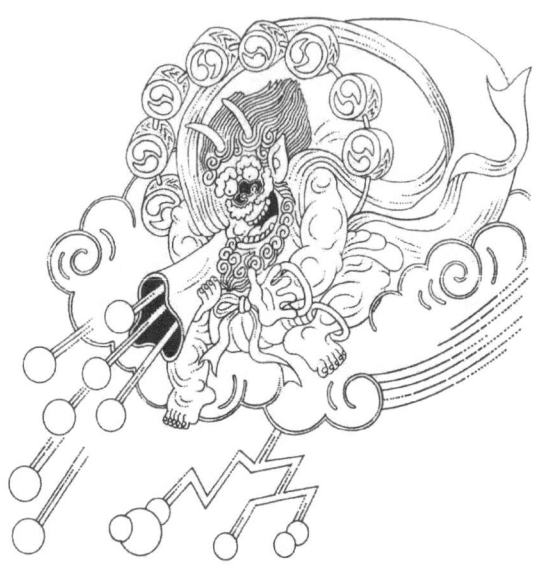

구리 단백질은 효소의 운반, 구리의 저장, 전자 전달 등의 작용을 하고 있다

세포가 이용할 수 있는 형(트랜스페린)이 되어, 혈장으로 이행한다. 철을 이용하기 위해서는 구리도 영양으로 섭취해야 한다.

구리와 결합하는 다른 단백질

 세룰로플라스민 외에도 구리와 결합하는 단백질(구리 단백질)이 있다. 생물계에 널리 분포하는 구리 단백질을 살펴보면 구리 단백질의 기능을 더 이해할 수 있을 것이다.
 〈표 7-2〉에 현재까지 알려져 있는 주요 구리 단백질을 분류하여 놓았다. 구리 단백질은 산소 운반, 구리의 저장, 전자 전달, 효소(Oxygenase, Oxidase) 등을 작용하고 있다. 이들 단백질 중 어떤 것-예를 들어 플라스토시아닌은 청색을 띠고 있

〈표 7-2〉 구리 단백질

아주린(Azurin)
플라스토시아닌(Plastocyanin)
스텔라시아닌(Stellacyanin)
라스티시아닌
아피시아닌
산화 효소(Oxidase)
락카아제(Laccase)
시토크롬 산화 효소(Cytochrome Oxidase)
아민 산화 효소(Amine Oxidase)
갈락토오스 산화 효소(Galactose Oxidase)
비타민 C 산화 효소(Ascorbate Oxidase)
헤모시아닌(Hemocyanin)
산소화 효소(Oxygenase)
모노페놀 일산소화 효소(Tyrosinase)
도파민 β-일산소화 효소(Dopamine-β-Hydroxylase)

으나, 구리를 함유하고 있다고 모두 청색을 띠지는 않는다. 헤모시아닌은 산소가 결합하면 청색이 되지만 플라스토시아닌 같이 짙은 청색은 아니다.

여기서는 〈표 7-2〉에 제시한 단백질 중 대표적인 것의 성질을 간단히 소개한다.

· **아주린**(Azurin): 박테리아의 일종에서 얻는다. 전자 전달 작용을 한다.

· **플라스토시아닌**(Plastocyanin): 클로렐라, 남조류, 식물 등에 존재하며 광합성의 전자 전달에 관여한다.

· **스텔라시아닌**(Stellacyanin): 옻과 오이에서 추출된다.

· **라스티시아닌**: 산성 환경에 사는 박테리아에서 얻는다. pH2

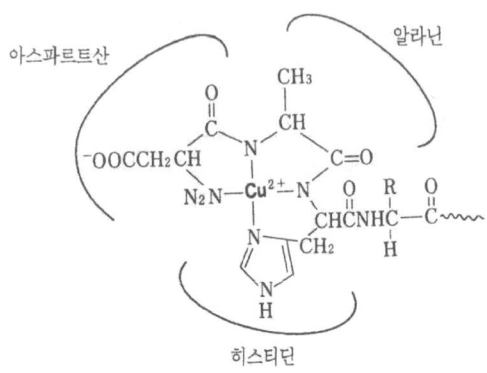

⟨그림 7-5⟩ 혈청 알부민과 구리의 결합 양식

에서 안정하며 5.6 이상이 되면 탈색된다. 철 2가 이온을 산화할 때 얻어지는 전자를 받아 시토크롬 c에 전달하는 작용을 갖고 있다(전자 전달). 전자는 최종적으로는 외계에서 들어온 수소 이온에 전달되어 물을 생성한다. 이 박테리아는 전자의 산화로 얻어지는 에너지를 이용하여 탄소 동화를 한다.

·**아피시아닌**: 호박에서 얻은 구리 단백질이다. 그 외에 쌀겨에서도 비슷한 구리 단백질이 얻어진다.

우리는 구리 단백질의 존재를 알았다. 이들 단백질은 어떻게 구리와 결합하고 있는가? 모든 구리 단백질과 구리의 결합 양식이 밝혀져 있지는 않다.

그러나 혈청 알부민과 구리의 결합부위는 많이 연구되어 있다(⟨그림 7-5⟩). 구리 이온은 아스파르트산, 알라닌, 히스티딘 잔기로 둘러싸인 것처럼 결합하고 있다. 앞으로 다른 구리 단백질에 대해서도 이런 결합 부위가 해명되고 기능도 자세히 알려지게 될 것이다.

제8장
철의 여행기

몸 속에 철은 어느 정도 있는가

철은 금속의 대명사이며, 철기시대라는 이름과 같이 문명의 상징이었다. 철은 생명과 대립된 이미지가 강하다. 소년들의 우상인 초인, 철인의 강함은 그런 이미지를 나타내고 있다. 그러나 실제로 철 원소는 생명의 필수 원소이다.

체중 70kg인 사람은 4~5kg의 철을 갖고 있다. 그중 약 55%는 헤모글로빈과 결합하고 있고, 약 10%는 미오글로빈과 결합하여 존재하고 있다. 헤모글로빈은 적혈구에 들어 있기 때문에 55%는 적혈구 철이다. 적혈구의 수명은 약 120일이다.

수명으로 줄어드는 헤모글로빈의 농도를 일정하게 유지하기 위해서는 하루 약 20mg의 철을 보급해야 한다. 이같이 철은 대부분 단백질과 결합하고 있어서 유리 이온으로 존재하는 철은 양이 매우 적다.

혈액 속에 들어간 철―트랜스페린이라는 단백질

음식으로 섭취된 철 원자가 장에서 흡수되어 혈액에 들어가는 순간부터 철의 여행을 살펴보자. 그전에 철 원소가 어째서 생명에 필요한지 생각하여 보면, 그것은 철이 두 가지 산화 상태[2가의 철 이온(Fe^{2+} 또는 Fe(II))과 3가의 철 이온(Fe^{3+} 또는 Fe(III)]를 취할 수 있기 때문이다.

이 성질 때문에 철 원소는 여러 산화 환원 반응에 참가하여 에너지 획득에 중요한 역할을 한다.

혈액 속에 철 원자가 들어가면 무슨 일이 일어날까? 유리형의 Fe^{3+}은 생리적 조건에서는 매우 불안정하여 10^{-17}M 이상의 농도에서는 존재할 수 없다. 그러므로 여러 생체 반응에 사용

| 아포트랜스페린 + 철 → 홀로트랜스페린 |

홀로트랜스페린은 트랜스페린이라 불러도 된다.
〈그림 8-1〉 트랜스페린의 이름

할 수 있도록 보호할 필요가 생긴다.

그래서 트랜스페린이라는 단백질이 있다. 이 단백질은 멍게나 활유어(창고기) 등의 원색(原索)동물 이상의 동물에게 존재하며, 철 이온을 결합, 안정화시켜 체내 각 조직으로 운반하는 역할을 한다. 분자량 7만 5천의 혈청 단백질이다.

정상인의 혈청에는 100㎖당 2~3.5㎍의 트랜스페린이 함유되어 있으나 모두 철과 결합하고 있는 것은 아니고 삼분의 일이 철과 결합하고 있다. 트랜스페린은 철의 2가 이온과도, 3가 이온과도 결합할 수 있으나 3가 이온의 결합력이 1027배나 강하다. 한 분자의 트랜스페린은 두 원자의 철과 결합할 수 있다. 트랜스페린은 철이 결합하고 있지 않을 때(즉, 아포트랜스페린)는 불안정하여 변성하기 쉽고, 단백질 분해 효소에 의해 분해되기 쉽다(〈그림 8-1〉). 그러나 철과 결합하면 안정된다. 아포트랜스페린은 어떻게 하여 철과 결합할까?

흥미 있는 일로, 아포트랜스페린이 철 원자와 결합할 때 반드시 HCO_3^-(중탄산 이온)이나 CO_3^-(탄산 이온) 같은 음이온 결합이 존재한다.

즉, 아포트랜스페린에는 철이 결합하는 장소와 음이온이 결합하는 장소가 있다. 음이온과 아포트랜스페린이 결합하지 않으면 철 원자는 아포트랜스페린에 결합할 수 없다(〈그림 8-2〉). 음이

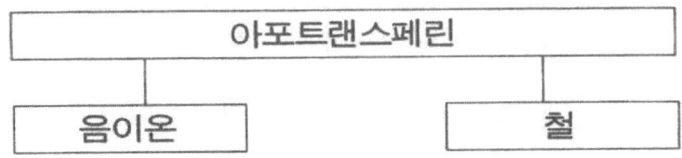

〈그림 8-2〉 아포트랜스페린에는 철과 음이온의 결합 부위가 있다.

온의 결합은 트랜스페린의 기능에 중요한 의미가 있는 것 같다.

철을 운반하여 철을 내놓는다

트랜스페린은 철의 운송 담당으로 철 여행의 길동무이다. 운송 담당이 하는 일의 하나는 화물(철)을 싣는(결합하는) 일이며, 또 하나는 철을 필요로 하는 세포까지 가서 화물을 내려놓는 일이다.

철과 트랜스페린의 결합은 매우 강하다. 그러나 음이온이 떨어지면 철 원자도 떨어지기 쉬워진다. 음이온과 트랜스페린의 결합은 비교적 불안정하여 10일 사이에 이온의 반이 치환되는 바람직한 방식이다. 이를 바탕으로 철 원자가 트랜스페린에서 떨어지는 짜임새는 다음 두 가지로 생각된다.

첫 번째는, 트랜스페린이 철을 필요로 하는 세포까지 도달하면 무엇인가 발단이 되어 음이온이 떨어진다. 그러면 철 원자도 떨어지기 쉬워져 철 원자는 세포에 넘겨지게 된다. 또 하나는 철의 2가 이온과 아포트랜스페린의 결합이 약하기 때문에 철 원자가 3가 이온에서 2가 이온으로 환원되어 떨어질 가능성이다.

어쨌든 트랜스페린에서 떨어진 철 원자는 미토콘드리아에 있는 철 킬레이트화 효소(Ferrochelatase)의 작용으로 헴 속에 들어간다(헴에 대해서는 후술). 세포 표면에는 철 원자를 효율 높게 받아들이도록 트랜스페린에 결합하는 수용체가 존재한다. 철을 풀어놓은 아포트랜스페린은 다른 유리형 철 원자를 찾아 혈액을 타고 간다.

 백혈구의 경우, 자극된 백혈구는 1분에 100만 개의 철 원자를 받아들인다고 하며, 백혈구 표면에는 30만 개 정도의 트랜스페린 수용체가 있다. 한 분자의 트랜스페린은 두 원자의 철과 결합하기 때문에 수용체는 약 35초 간격으로 트랜스페린과 결합하거나 떨어진다.

철은 어디에 저장되는가

 트랜스페린에서 떨어진 철 원자는 세포내 페리틴(Ferritin)이라는 단백질과 결합하여 일시적으로 저장되는 경우도 있다. 페리틴은 트랜스페린과 달리 생물계에 널리 분포한다. 페리틴과 닮은 분자는 식물이나 곰팡이에도 있다. 우리 몸에는 간장, 췌장, 골수 등에 특히 많다.

 페리틴의 단백질 부분인 아포페리틴은 분자량 45만으로 24개나 되는 서브유니트(Subunit)로 되어 있다. 서브유니트 하나의 분자량은 약 2만이다. 한 분자의 아포페리틴은 2,500개의 철 원자를 저장할 수 있다. 페리틴은 열이나 변성제에 대해 안정하다. 즉, 75℃ 정도로 가열하여도 변성되지 않는다.

 몸 속의 아포페리틴이 철을 잡는 짜임새와, 몸의 요구에 따라 철을 내보내는 짜임새는 완전히 밝혀지지 않았다. 음식으로 철이 체내에 들어오면 철의 양에 따라 아포페리틴 합성이 유도

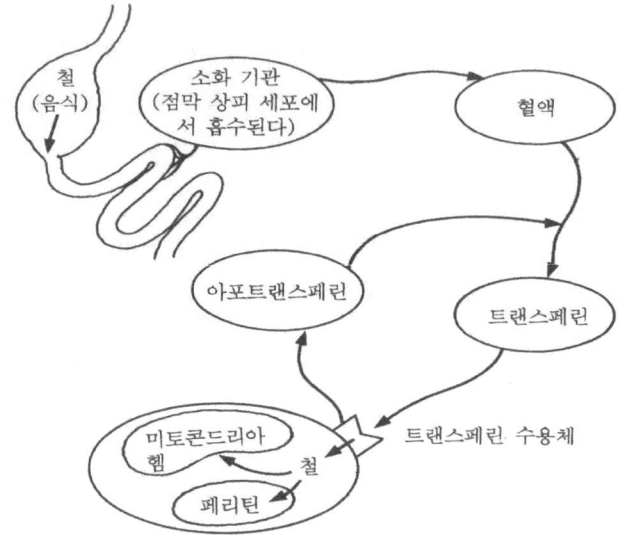

〈그림 8-3〉 철의 여행

된다. 아포페리틴은 단백질 분해 효소에 의해 쉽게 분해되나 철을 받아들이면 안정하게 되므로 분해되기 어렵다.

재미있는 일로, 아포페리틴보다 철을 부분적으로 받아들인 페리틴이 더 쉽게 철을 받아들인다. 미리 어떤 페리틴을 철로 포화시켜서 새로 생긴 아포페리틴을 이용하는 것인지도 모른다.

쥐에 철을 주면 4~6시간 후에 페리틴의 양이 최대가 된다. 만들어진 페리틴은 60~70시간에 반이 파괴된다. 페리틴 단백질의 껍질이 일부 소화되어 중합하면 헤모시데린(Hemosiderin)이 되어 불용화 한다. 헤모시데린도 철의 저장 단백질로 철 함량이 37%에 달하는 일도 있다.

페리틴이 Fe^{2+}을 받아들이는지 Fe^{3+}을 받아들이는지 확실하

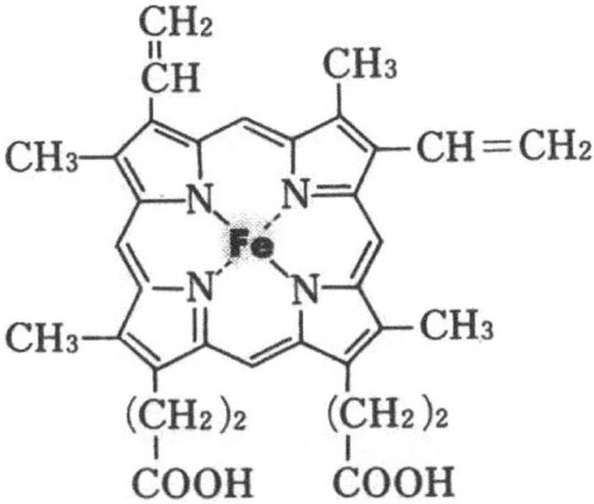

〈그림 8-4〉 헴b의 구조
헤모글로빈, 미오글로빈, 카탈라아제 등에 들어 있다

지 않은 점도 있으나, 아포페리틴은 2가 이온을 받아들이고 부분적으로 포화된 페리틴은 양쪽 모두 받아들이는 것 같다. 철을 2가 이온으로 받아들여도 최종적으로는 3가 이온의 형태(산화 제2철의 집합체)로 페리틴 단백질의 중심부에 저장된다. 철을 저장할 때 페리틴의 아미노산 카르복시기가 필요하다.

그러면 페리틴 속에 저장된 철 원자는 어떻게 하여 떨어져 나오는가? 명확한 답이 얻어져 있지는 않으나 3가 철이 환원되어 2가 이온이 되면 페리틴에서 떨어지는 것 같다. 여기에는 아스코르브산 시스테인 등이 환원제로서 유효하지만 이들이 실제로 몸 속에서 작용하고 있는지에 대해서는 밝혀져 있지 않다. 이것으로서 혈액에서 세포까지의 철의 여행을 알 수 있을 것이다(〈그림 8-3〉).

〈표 8-1〉 헴 단백질

산화 환원 효소	카탈라아제
	시트크롬 산화 효소
전자 전달체	시토크롬 b
	시토크롬 c
산소 운반체	헤모글로빈
	미오글로빈

철을 함유한 단백질

철을 함유한 단백질을 정리해 보자. 철단백질에는 두 종류가 있다. 트랜스페린이나 페리틴같이 헴을 갖지 않는 비헴단백질과 헴단백질이 있다.

헴단백질은 헴을 가진다. 헴에는 몇 가지 종류가 있으나 기본적으로는 〈그림 8-4〉와 같다. 헤모글로빈의 헴(Heme b라 한다) 구조를 〈그림 8-4〉에 제시한다.

헴단백질의 종류를 〈표 8-1〉에 모아 놓았다. 산화 환원 효소나 전자 전달체는 결합 철이 2가와 3가의 상태로 존재할 수 있는 점을 이용하고 있다. 헤모글로빈과 미오글로빈은 모두 2가 철 상태로 산소와 가역적으로 결합할 수 있기 때문에 산소의 운반 저장 작용을 하고 있다.

헤모글로빈의 구조

헤모글로빈은 일반에게도 잘 알려져 있으며, 산소를 운반하는 것으로 유명하다. 또, 대표적인 철단백질이기도 하다. 피와 철의 관계가 깊은 것은 이 때문이다.

헤모글로빈을 간단히 살펴보자. Hemoglobin은 Hematoglo

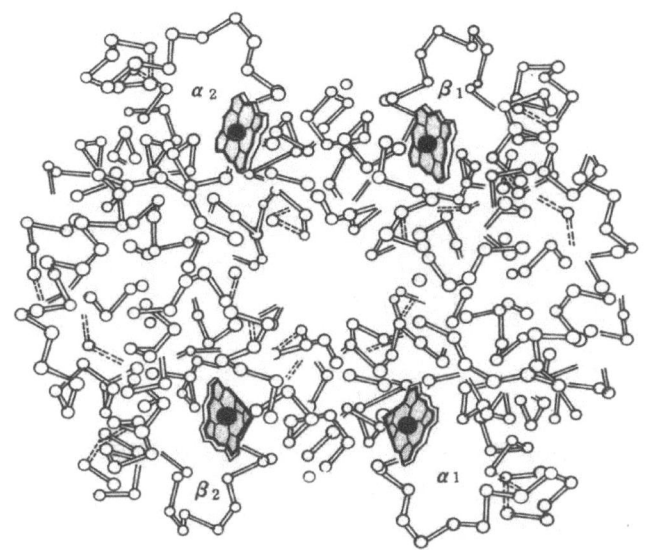

〈그림 8-5〉 헤모글로빈의 입체 구조. 검은 원이 철 원자
(레닝거에 의함)

-Bulin을 줄인 이름으로, 헤마토는 혈액을 의미하며, 글로불린은 구상 단백질을 의미하나, 여기서는 물에 녹지 않고 묽은 염용액에 녹는 단순 단백질이라는 의미이다. 574개의 아미노산을 가지며 분자량 64,500으로 네 개의 서브유니트로 되어 있다.

각 서브유니트 단백질을 글로빈이라 하며 네 개의 글로빈 분자 중 두 개는 같다. 그래서 두 종류의 글로빈으로 되어 있다.

영국의 페루츠(M. F. Perutz) 박사가 조사한 헤모글로빈의 입체 구조를 〈그림 8-5〉에 제시한다.

네 개의 서브유니트가 서로 어떻게 결합하고 있는지 살펴보기 바란다. α_1과 α_2, β_1과 β_2는 거의 접촉하고 있지 않고 α_1과 β_1, α_2와 β_2가 짝을 이루고 있다.

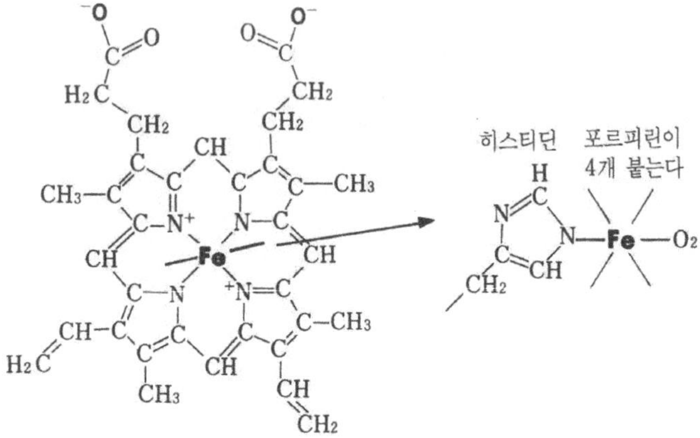

〈그림 8-6〉 헴 중의 철이 포르피린, 산소, 헤모글로빈과 결합하고 있다

 헤모글로빈에 들어 있는 헴의 구조를 〈그림 8-4〉에 제시했다. 이 헴 중에서 철과 산소가 어떻게 결합하고 있는지 〈그림 8-6〉에 제시하고 있다.
 철은 6의 배위 결합(공유 결합의 일종)을 하고 있고, 그중 넷은 포르피린(Porphyrin) 분자에, 하나는 〈그림 8-6〉과 같이 산소에, 나머지 하나는 헤모글로빈의 히스티딘에 결합하고 있다. 이때의 철 원자가는 2이다.

고래류에 많은 미오글로빈

 미오글로빈의 미오(Myo)는 근육이라는 의미이다. 근육에 많이 존재하기 때문에 이름이 그렇게 붙었다. 즉 Muscle(근육) Hemoglobin의 의미이다. 이와 유사한 헴단백질이 콩과 식물, 원생동물(짚신벌레), 효모, 동물의 신경 조직 등에 널리 분포한다. 이를 조직 헤모글로빈이라 부르며, 분자량 약 1.7만 (포유

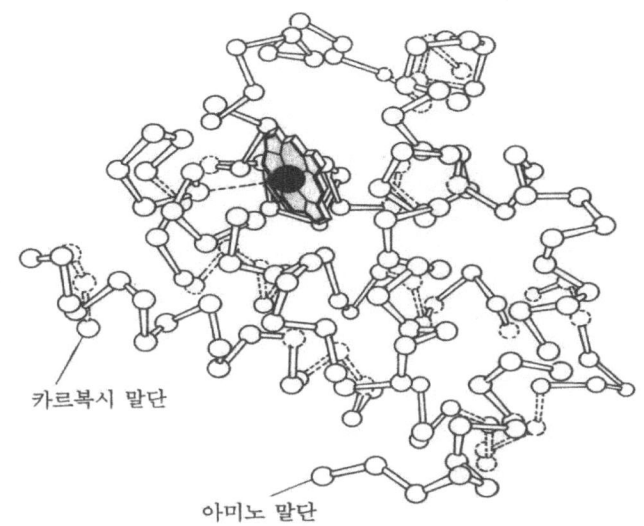

카르복시 말단

아미노 말단

⟨그림 8-7⟩ 미오글로빈의 입체 구조. 검은 원이 철 원자(레닝거에 의함)

류의 경우, 아미노산 153개)의 한 가닥 폴리펩티드이다. 한 분자당 한 원자의 철을 함유한다. 철은 2가 이온의 형태로 결합하고 있다.

미오글로빈은 고래, 바다표범, 돌고래 등에 특히 많다. 미오글로빈은 헤모글로빈과 같이 산소와 결합할 수 있기 때문에 이들 동물은 바닷물 속에서 장시간 활동할 수 있다.

어떤 이유인가로 근육 조직이 파괴되면 미오글로빈이 오줌으로 배설된다. 이를 미오글로빈뇨증이라 한다.

근디스트로피(筋 Dystrophy, 근영양실조증)는 물론, 알코올 중독으로도 일어난다. 건강한 성인도 격렬한 운동을 하면 미오글로빈의 혈중 농도가 수십 배나 늘어나는 일이 있다. 미오글로 빈뇨증 때문에 신장 장해까지 이르는 경우도 있기 때문에

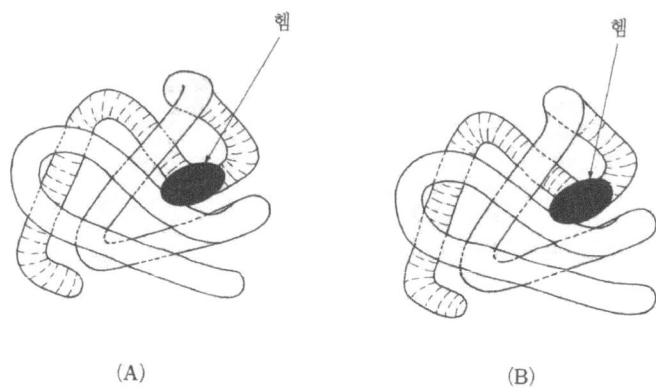

〈그림 8-8〉 헤모글로빈의 β사슬(A)과 미오글로빈(B)의 비교(레닝거에 의함)

주의해야 한다.

미오글로빈의 입체 구조는 1950년대 영국의 켄드류(J. C. Kendrew) 박사가 밝혔다. 이를 〈그림 8-7〉에 제시한다. 매우 치밀하게 접혀져 있고, 친수성 아미노산 외에 소수성 아미노산이 중심부에 위치하고, 헴이 분자의 주머니에 들어가 있다.

철 원자의 결합 방식은 헤모글로빈의 결합 방식과 같다. 헴의 한가운데에 철 원자는 네 개의 배위 결합으로 유지되고 있으며, 다시 헴 면에 대해 수직으로 두 배위 결합을 갖고 있다. 하나는 93번째 아미노산인 히스티딘과 결합하여 미오글로빈 분자에 안정하게 결합되어 있다. 또 하나는 산소 분자에 배위하고 있다.

헤모글로빈도 미오글로빈도 철을 함유한 단백질로, 산소 결합력이 있는 것을 알 수 있다.

헤모글로빈과 미오글로빈의 구조

〈그림 8-8〉을 보자. 헤모글로빈 서브유니트의 하나인 β사슬과 미오글로빈의 구조를 비교하면 매우 닮은 것을 알 수 있다. 헤모글로빈의 α사슬과 β사슬은 구조가 거의 같기 때문에 미오글로빈은 헤모글로빈의 서브유니트와 매우 비슷하다.

구조가 비슷한 것은 미오글로빈과 헤모글로빈의 아미노산 배열순서가 매우 비슷하기 때문이다. 전체 아미노산의 약 50%가 배열이 같다.

이 사실로부터 산소 결합성 헴단백질의 선조를 생각하여 보자. 태고에는 틀림없이 두 가지의 구별은 없었고, 공통의 선조 단백질(A라 하자)이 있었을 것이다. 진화 과정에서 A유전자의 중복(A_H와 A_M, H는 헤모글로빈, M은 미오글로빈)이 일어났다.

A_M은 그 후 변천을 거쳐 현재의 미오글로빈으로, A_H유전자는 그 후 또 한번 중복되고($A_{H\alpha}$와 $A_{H\beta}$) 다시 변천을 거쳐 현재의 α사슬, β사슬로 진화한 것은 아닐까?

그러면 어째서 헤모글로빈은 네 개의 서브유니트를 갖게 되었고 미오글로빈은 한 가닥 사슬로 남아 있을까? 이 의문은 미오글로빈과 헤모글로빈의 기능 차이로 이어지고 있다.

헤모글로빈과 미오글로빈의 기능 차이

〈그림 8-9〉를 보자. 산소 농도의 변화에 따른 결합 산소의 양을 비교한 것이다. 이 그림에서 다음과 같은 사실을 알 수 있다.

산소는 헤모글로빈보다 미오글로빈과 결합하기 쉽다. 예를 들어 10mmHg에서는 미오글로빈의 산소 결합은 최대 결합량의 50%에 이르고 있으나 헤모글로빈은 겨우 10%이다.

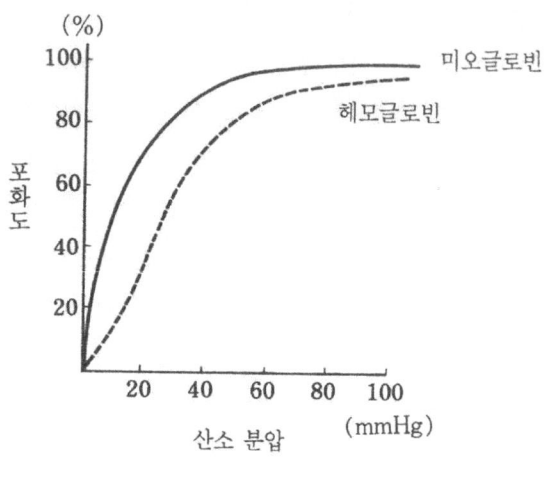

〈그림 8-9〉 산소 포화곡선

그러나 일단 산소가 헤모글로빈에 결합하면 다음 산소는 헤모글로빈에 쉽게 결합한다. 예를 들어 10mmHg에서 40mmHg로 산소가 늘었을 때 미오글로빈에 대한 결합량은 50%에서 90%로 증가할 뿐이지만 헤모글로빈은 10%에서 70%까지 7배나 증가한다. 같은 철단백질이면서 이 차이는 어디에서 생기는가?

미오글로빈은 서브유니트를 갖지 않고 한 개의 헴밖에 갖지 않으나 헤모글로빈은 네 개의 헴을 가지기 때문이다. 즉 한 개의 헴에 산소가 결합하면 헤모글로빈의 분자 구조가 변하여 다음의 산소는 나머지 세 헴에 쉽게 결합한다.

다음 산소 분자의 결합력도 더 커진다. 바꾸어 말하면 헴끼리는 서로 무관심하게 존재하고 있는 것이 아니고, 서로 상의하여 처음의 산소가 결합하였다고 하는 정보를 구조 변화라는 수단으로 전하고 있다. 헴을 한 개밖에 갖지 않는 미오글로빈은 이런 재주는 없다.

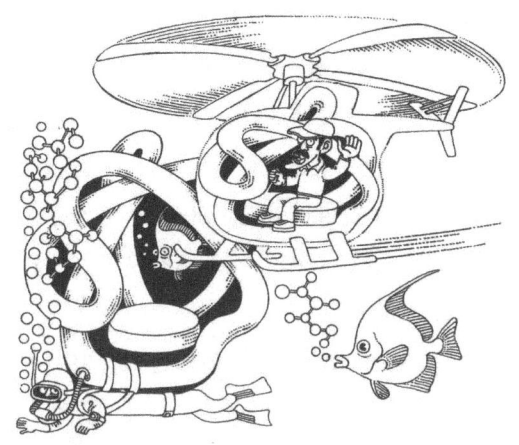

헤모글로빈은 산소 운반에 적합, 미오글로빈은 산소 저장에 알맞다

 미오글로빈과 헤모글로빈의 이런 차이는 어떤 장점이 있는지 생각하여 보자. 어느 쪽이 산소 운반용 단백질로서 우수한가? 폐에서의 산소 분압은 100mmHg이다. 이때 헤모글로빈과 미오글로빈은 모두 산소로 100% 포화되어 있다. 근 조직의 분압은 약 30mmHg이다. 동맥에서 근 조직으로 운반된 헤모글로빈은 결합하고 있는 산소의 약 반을 떼어놓지만 미오글로빈은 조금밖에 떼어놓지 않는다.

 헤모글로빈이 미오글로빈보다 산소 운반 담당으로서 우수한 것을 알 수 있다. 미오글로빈은 산소 농도가 낮아도 산소와 잘 결합하므로 산소 저장 역할을 하고 있다.

 미오글로빈과 헤모글로빈 모두 철 원자가 산소와 결합한다. 이 철-산소의 결합 성질을 단백질 쪽 구조를 바꾸는 것으로 조절하여 저장책과 운반책을 만들어 내는 자연의 뛰어난 기술에

감탄할 뿐이다.

헴이 철 함유 화합물, 산소의 운반, 저장에 중요한 작용을 하는 것을 살펴보았다. 헤모글로빈, 미오글로빈 이외에도 헴을 함유한 단백질이 있다(〈표 8-1〉). 즉, 시토크롬 b, 시토크롬 c, 시토크롬 산화 효소, 카탈라아제, 과산화 효소(Peroxidase) 등이 이에 속하며, 이들은 철의 산화 환원 반응을 이용하여 각 기능을 수행하고 있다.

이로부터 몸 속에서 헴이 만들어지는 방법이나 부서지는 방법은 철의 운명에 매우 중요한 것을 알 수 있다.

철 여행의 끝

철의 여행도 끝날 때가 되었다. 철은 어떻게 하여 몸의 여행을 끝내는 것일까?

헤모글로빈을 예로 철의 운명을 살펴보자. 헤모글로빈은 적혈구 안에 있다. 적혈구는 평균 수명이 약 120일이다. 노폐 적혈구는 비장에서 파괴된다. 이때 헤모글로빈도 분해되고 만다.

포르피린 철도 글로빈에서 떨어져 다시 철로 유리화하며, 포르피린은 빌리루빈(Bilirubin)이 된다. 빌리루빈은 알부민과 결합하여 간장에 운반되어 담액으로서 배출된다. 빌리루빈은 황달시 나타나는 황색 색소이다.

몸 속에 철이 부족하면

여기서, 체내에서의 철의 흐름을 헤모글로빈을 예로 들어 보자. 음식으로 혈장에 들어간 철은 1~2시간 사이에 급격하게 감소하여 조직으로 들어간다. 이후 골수에서 헤모글로빈 합성에 사용된다. 3~4일 후에는 적혈구에 들어가 혈액에 나타난다. 7~10일 사이에 모두 적혈구가 된다.

철이 부족하면 여러 증상이 나타난다. 여자는 월경으로 철이 소비되기 때문에 철이 결핍되기 쉽다. 저철분 음식 섭취시의 페리틴의 평균치는 1ℓ당 5.3㎍, 고철분 음식 섭취 시는 10.7 ㎍으로, 섭취한 철의 양은 페리틴의 양으로 반영되고 있다.

철이 부족하면 추위에 대한 저항력이 떨어진다. 즉, 18℃방에 수영복만으로 앉아 추워질 때까지의 시간을 조사한 결과, 철분을 많이 먹은 사람은 적게 먹은 사람보다 오랫동안 견디었다.

철분을 많이 섭취한 사람은 체온이 0.3℃밖에 내려가지 않았으나 적게 섭취한 사람은 0.7℃나 내려갔다.

철과 체온이 어떤 관계에 있는지 자세히는 밝혀져 있지 않으나 갑상선 호르몬이 관련된 것 같다. 즉, 철 결핍 여성의 갑상선 호르몬 값이 낮다. 이는 우리 몸의 짜임새가 아직 밝혀져 있지 않은 점이 많은 예이다. 미국 과학 아카데미는 출산 적령기의 여성은 하루 18㎎의 철을 섭취해야 한다고 권고하고 있다.

제9장
매크로 수준으로 본 금속 원소의 여행

몸에 흡수되기 쉬운 원소, 흡수되기 어려운 원소

금속 원소는 체내에 들어가면서 우리와의 관계가 시작된다. 몸에 들어가는 길은 세 가지이다.

(1) 호흡을 통해 폐로 들어가는 길(경기도 흡수)
(2) 피부로 들어가는 길(경피 흡수)
(3) 음식을 통해 소화관으로 들어가는 길(경구 흡수)

경기도(經氣道) 흡수는 금속 화합물이 가스상이나 미립자로 대기에 존재할 때 이루어진다. 경피(經皮) 흡수는 거의 문제되지 않으나, 디메틸수은 등의 지용성 화합물이 피부로 흡수되는 경우가 있다.

생리적으로 중요한 것은 소화관을 통한 흡수이다. 포유동물은 원소 종류에 따라 흡수하기 어렵고 쉬운 차이가 있다.

흡수되기 쉬운 원소는 나트륨, 칼륨, 마그네슘, 칼슘 등 주로 생체 내에서 중요한 기능을 갖는 원소들이다. 아연, 인, 몰리브데넘, 셀레늄도 흡수되기 쉬운 원소이다. 이들 원소의 흡수율은 40%를 넘는다. 구리, 수은, 코발트 등도 비교적 흡수되기 쉽다 (10~40%).

망가니즈, 철, 카드뮴 등은 흡수율 1~10%로 흡수되기 어렵다. 물론 원소의 존재 상태는 흡수율에 큰 영향을 미친다.

일반적으로, 무기 화합물에 비해 유기 화합물이 흡수되기 쉽다. 무기 수은의 흡수율은 수 퍼센트이지만 메틸수은의 흡수율은 10%에 가깝다. 무기 수은은 미생물 등에 의해 유기화되면 동물 체내에 흡수되기 쉽다. 유기 수은 오염으로 발생한 수은병의 문제는 기억에 새롭다.

〈표 9-1〉 납의 출입(미국의 평균적 도시 생활자)
「生物無機化學의 基礎」(丸善) 참고

섭취	
공기	15~19μg/하루 (10%를 흡수)
음식물	250~350μg/하루 (5~10%를 흡수)
흡연	500μg/개비
배출	
호흡	흡입 납의 40~50%
오줌	10~40μg/하루
배설물	100~400μg/하루
땀	10~40μg/하루
축적	
뼈	0.1g의 뼈 당 200~400μg
연조직	0.1g의 조직 당 10~280μg

담배와 납의 관계

몸에 축적되는 금속 원소의 양은 섭취량과 배설량으로 결정된다.

미국의 연구 결과를 바탕으로 납의 인체 균형을 생각하여 보자(〈표 9-1〉). 이 값은 평균적으로 담배를 피는 미국인의 수치이다. 납은 담배나 음식, 음료수로 섭취되며 공기에서도 미량 섭취되고 있다.

납은 대부분 배설물로서 버려지며, 호흡, 오줌, 땀으로도 버려진다. 뼈에 축적되며 결합 조직에도 약간 축적된다.

흡수된 원소는 어떻게 운반되는가

금속 원소가 소화관에서 흡수되고 나서 그를 필요로 하는 세

〈표 9-2〉 금속 원소의 수송 담당
「金體와 重金属」 (講談社, 사이언티픽)에서
(셀레늄은 엄밀히 따지면 금속 원소가 아니다)

금속 원소	수송 담당
철	트랜스페린
구리	세룰로플라스민, 알부민
크로뮴	트랜스페린, α-글로불린
코발트	α-글로불린
카드뮴	α-글로불린
수은	적혈구, 알부민, α-글로불린
납	적혈구
셀레늄	적혈구, 알부민, α-글로불린
아연	적혈구, 알부민, α-글로불린

포까지 운반되는 과정을 생각하여 보자.

흡수는 장의 점막 상피세포(粘膜 上皮細胞)에서 이루어진다. 점막에는 원소에 대한 수용체 단백질이 존재하고 있다. 원소는 수용체와 결합하여 세포 내에 들어가 혈액의 흐름을 타고 각 장기로 운반된다.

혈액에는 금속 원소를 각 장기로 수송하는 세포 단백질이 존재하고 있다(〈표 9-2〉). 철의 수송 단백질인 트랜스페린이나 구리의 수송체인 세룰로플라스민에 대해서는 이미 살펴보았다(제7장과 제8장). 〈표 9-2〉와 같이 혈액의 알부민이나 글로불린은 금속 수송에 중요한 역할을 하고 있다. 적혈구의 작용도 간과할 수 없다.

아연을 예로 들어 보자. 아연 화합물이 혈액에 들어오면 그 중 80%는 적혈구에 들어가 탄산 탈수소 효소와 결합한다. 혈장 중의 아연은 α—글로불린과 강하게 결합하며 알부민과도 약

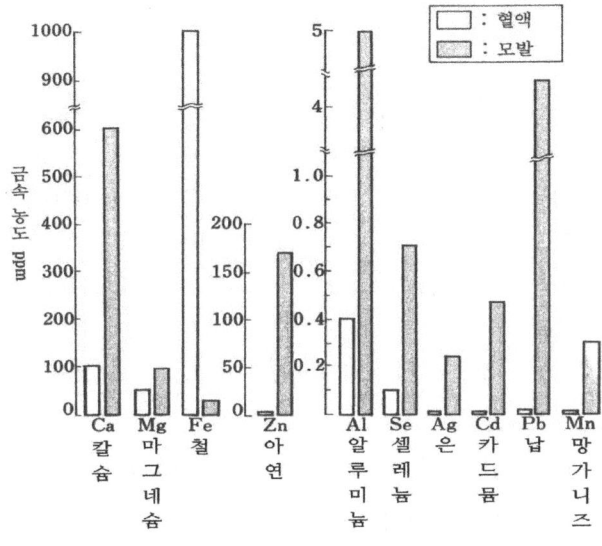

〈그림 9-1〉 금속 원소의 농도

하게 결합한다. 결합하고 있다고 하여도 고정된 것은 아니고, 적혈구의 아연은 혈장 중의 아연과 끊임없이 교환되고 있다.

장기와 원소의 농도

몸에 들어온 금속 원소는 이같이 하여 각 장기로 운반된다. 금속 원소가 어떻게 하여 혈액에서 장기로 들어가는지 살펴보자. 〈그림 9-1〉을 보면 혈액과 모발의 금속 원소 농도 차이를 잘 알 수 있다. 철 이외의 금속 원소는 모발에 상당히 축적되고 있다. 금속 원소의 농도는 장기마다 다르다(〈표 9-3〉).

이같이 금속은 혈액을 통해 각 장기로 운반되어 거기서 특수한 단백질에 결합하거나 생리 과정을 특이적으로 제어한다. 몇 가지 예는 이미 소개하였다. 어떤 금속이 어느 정도의 농도로

〈표 9-3〉 금속 원소의 인체 내 분포 (단위: ppm)
「金體와 重金属」(講談社, 사이언티픽)

	혈액	근육	피부	뇌	심장	간장	폐	신장	뼈
카드뮴	0.007	-	0.3	0.12	0.17	6	0.7	50	0.1
코발트	0.04	-	-	-	-	0.03	-	0.02	-
구리	1.0	-	0.8	5	3.5	10	1.3	2.6	0.5
망가니즈	0.07	0.1	0.1	0.2	0.2	1.7	0.3	0.7	0.08
몰리브데넘	0.015	-	-	-	-	0.6	0.03	0.2	-
아연	2.5	50	10	15	30	70	16	40	50

각 장기에 축적되었는가는 여러 요인으로 결정되기 때문에 하나로 몰아서 얘기할 수 없다.

그러나 어느 금속 원소가 어느 장기에 머물기 쉬운가를 알면 금속 원소의 이동 양식이나 작용을 이해하는 데 도움이 된다.

여러 금속 원소를 동물에게 투여하고 일정 시간 후 장기를 떼어내 해당 금속의 농도를 측정하여 각 원소가 머물기 쉬운 부위를 분석한 결과, 많은 금속이 간장, 신장, 뼈 등에 머물렀다.

〈표 9-3〉은 사람에 대한 금속 원소의 각 장기별 분포이다. 이 표를 보면 카드뮴은 신장에 오래 머물고, 아연은 다른 금속 원소에 비해 각 장기에 고농도로 분포하고 있다.

몸 속 체류 시간은 합하여

금속 원소는 몸에 들어와서 혈액을 타고 각 장기를 돌며 마지막으로는 체외로 나온다. 그 사이, 몸 속을 얼마나 여행하고 다닐까? 〈표 9-4〉는 몸 속에서의 금속 원소의 체류 시간을 보여준다.

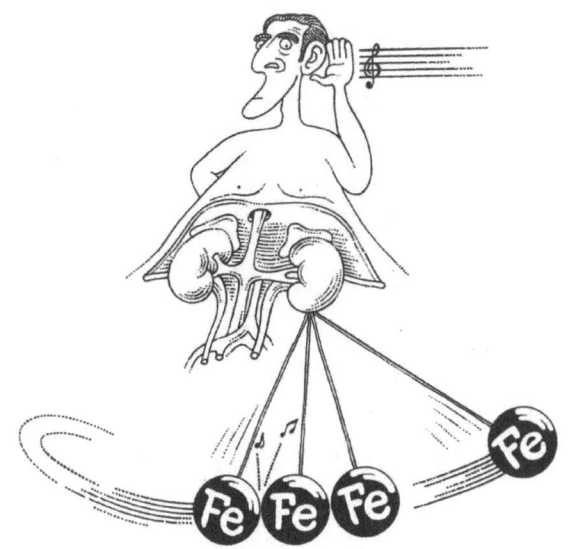

철은 물질 대사되고 있으며, 신장에서의
재흡수율은 매우 좋다

표는 사람에 대한 금속 원소의 평균 하루 섭취량(A)과 체내 존재량(B)이다. 중량으로서는 아연과 철이 많다.

이는 몸에 아연을 함유한 단백질이 많고, 헤모글로빈이 철을 함유하고 있기 때문이다. B를 A로 나누면 해당 금속 원소가 몸 속에서 머무는 기간을 알 수 있다.

카드뮴, 철, 납, 수은 등은 상당히 오랜 기간 체내에 머문다. 오래 머무는 것은 어딘가에 강하게 결합하여 배출되기 어려운 경우와, 점점 물질 대사되고 있으나 신장에서의 재흡수율이 좋기 때문에 배출되지 않는 경우가 있다. 철은 후자의 경우에 속한다. 그에 비해 알루미늄은 흡수되어도 거의 다 빠져 나간다.

〈표 9-4〉 금속 원소의 하루 섭취량 및 체내 존재량

원소	하루 섭취량(mg) (A)	체내 존재량(mg) (B)	체내에 어느 정도 머물렀는가 (B/A)
구리	4~5	72	16
아연	8~15	2,300	190
카드뮴	0.2	50	250
납	0.45	120	260
코발트	0.05	1.2	24
철	12~15	4,200	310
수은	0.02	13	650
알루미늄	45	61	1.4

유독 원소에 대한 방위 장치

마지막으로 금속 원소의 장기 분포에 관해 잊어서는 안 될 일이 있다. 생체는 금속 이온의 독성에 약한 장기에는 금속 이온이 운반되지 못하도록 하는 짜임새를 갖고 있다. 여기에는 크게 두 가지가 있다. 뇌-혈액 관문은 카드뮴, 아연, 수은, 납 등의 이온을 통과시키지 않으며, 태반 관문도 거의 같은 작용을 한다. 이런 짜임새로 생체는 뇌와 태아를 보호하고 있다.

그러나 이 짜임새도 만능은 아니다. 수은이 유기 수은(예를 들어 메틸수은)으로 되어 기름에 녹으면 이 장벽을 쉽게 통과한다. 큰 문제가 된 태아성 수은병은 이 때문에 일어난 병이다.

제10장
칼슘의 용의주도한 여행

칼슘은 미량 원소는 아니지만 미량 원소로 취급해도 지장이 없다. 칼슘의 생리 기능은 중요하고 다채로워서 많이 알려져 있다. 그래서 원소의 대표로 등장시켜 개관도와 정밀도를 그릴 수 있다. 칼슘의 몸 속 여행은 아무데나 발길 닿는 데서 멈추는 것이 아니다.

칼슘 자신은 내키는 대로 여행을 즐긴다 하더라도 칼슘을 받아들이는 호텔이나 도로는 정해져 있어서 아무 여행이나 허락하지 않는다.

그래서 칼슘의 여행은 차분한 사람이 여행하는 것과 같이 주도면밀한 스케줄에 따라 움직이고 있다. 칼슘뿐 아니라 다른 원소도 모두 주도면밀하게 준비하여 여행한다. 생체란 그런 것이다.

여행의 개관도를 보자

〈그림 10-1〉에 칼슘의 몸 속 여행 모습을 나타냈다. 그림을 보면서 얘기해 나가자. 몸에 원소가 들어 있는 양을 결정하는 단계는 세 가지다.

음식 속의 양, 소화관에 의한 흡수량, 신장 등을 통한 배설량이다. 이미 서술한 성인 남자는 칼슘을 1~2 kg이나 갖고 있으나 그 중 99%가 무기 칼슘으로서 뼈에 존재하고 있다. 물론, 이 양도 위에서 말한 3단계로 결정되고 있다.

입에서 소화관으로

음식으로 체내에 들어가는 칼슘은 생체가 필요로 하는 양을 크게 웃돌고 있다. 여분의 칼슘은 흡수되지 않고 자연히 배설

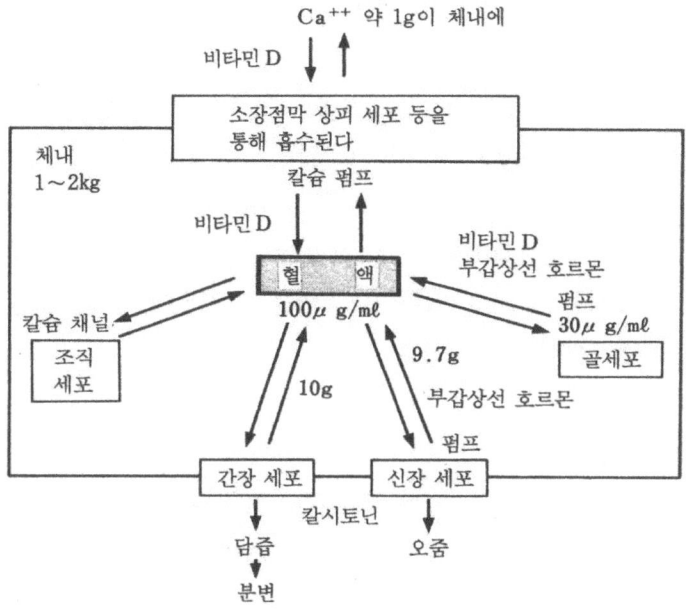

〈그림 10-1〉 칼슘의 몸 속 여행

된다. 10~20대의 사람은 음식으로 하루 평균 1.2g 정도의 칼슘을 섭취한다. 소화관에 들어간 칼슘은 위, 십이지장, 공장(工場) 등에서 흡수된다.

장관(腸管)에서는 체액이 대량으로 움직이고 있다. 음식에 따라 온 물이 2ℓ, 타액, 위액, 췌액, 장액 등이 약 8ℓ, 합계 1일 평균 10ℓ이다. 그 중에 함유된 대량의 원소(이온)가 체내에 들어간다. 칼슘 이온(Ca^{2+})이 들어가는 모습을 장을 예로 들어 보자.

칼슘의 존재 상태

먼저 체액의 칼슘 존재량과 상태를 살펴보자. 혈장 칼슘의 평균 농도는 2.5mM(1㎖당 100g)로 약 30%는 혈장 단백질과 결합하고, 약 15%는 유기염과 복합체를 만들며, 나머지 50%가 이온화 칼슘(유리형)으로 존재한다. Ca^{2+}로 쓴 것은 유리형을 말한다. 칼슘은 여러 생리적 효과를 나타내는데 이때 문제가 되는 것은 이온형 칼슘의 농도이다. 세포 내의 칼슘 이온 농도는 매우 낮다. 신경이나 근육 세포에서는 $10^{-7}M$ 정도이며 상피 세포에서는 $10^{-7}M$ 이하이다. 이들을 염두에 두고 다시 흡수 문제를 살펴보자.

세포 속으로

칼슘 이온은 소화관 상피 세포에서 흡수된다. 소장에서는 칼슘이 매우 지속적으로 몸 안으로 들어오거나 나간다. 그 차이가 진짜 흡수량이다.

흡수량은 음식 섭취량에 거의 비례한다. 흡수량은 몇 가지 인자에 의해 조절되고 있다. 흡수 모습을 좀 더 마이크로로 보면 〈그림 10-2〉와 같이 다음 세 가지 과정이 있다.

(1) 점막측 미융모(微絨毛)에서의 세포 내 유입
(2) 관강(管腔)쪽에서 기저막 쪽으로 세포 내 수송
(3) 기저막에서 능동 수송하여 혈관으로 방출

그러므로 흡수량은 이 세 과정의 빠르기로 결정된다.

(1)의 과정에서 세포 내 칼슘 농도는 $10^{-7}M$ 정도로 매우 낮다. 그러므로 농도가 높은 체액의 칼슘은 확산으로 밖에서 안으로 유입된다. 세포 내로 들어온 과잉의 칼슘은 밖으로 퍼내야 한다. 그렇지 않으면 세포 내 칼슘 농도를 일정하게 유지하

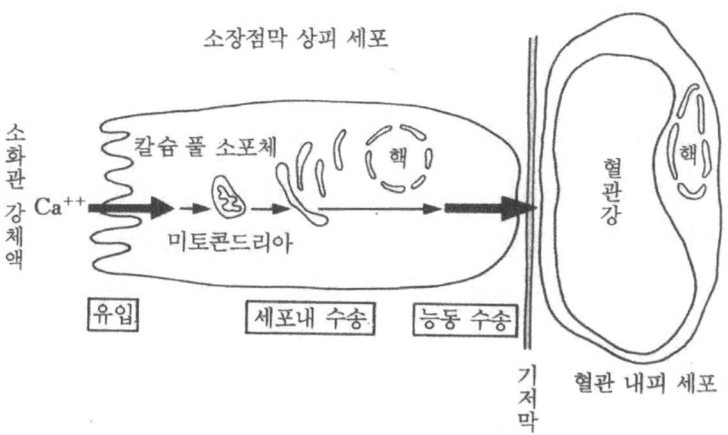

〈그림 10-2〉 칼슘의 흡수 과정

지 못한다. 칼슘 펌프가 그 작용을 한다.

이 과정에서 알칼리성 인산 가수분해 효소 등의 세포 내 칼슘 결합 단백질과 결합하여 세포 내에 들어간다. 장에서의 칼슘 흡수율은 40%를 넘지 않는다.

세포 내 칼슘 풀

세포 내의 칼슘 이온 농도는 낮게 억제되고 있다. 그래서 세포 내에 유입된 칼슘은 잠시 미토콘드리아나 소포체(小胞體)에 저장된다. 또 세포 내 과립인 리소좀에도 집적된다. 이런 곳의 칼슘 농도는 세포질의 천 배 이상 되는 일도 있다. 이를 세포 내 칼슘 풀(Calcium Pool)이라 한다.

근육의 칼슘 소포체 집적 연구 결과에 따르면 소포체에는 분자량 5만 정도이며, 1mg당 약 0.4mg의 칼슘을 결합시킬 수 있는 칼세퀘스트린(Calsequestrin)이라는 칼슘 결합 단백질이 존재한다. 칼슘은 칼세퀘스트린에 결합하여 풀을 형성하고 있는 것이다. 칼세퀘스트린은 제6장의 단백질 분류법에 의하면 Gla 단백질이다.

미토콘드리아나 소포체에 칼슘을 모으는 데도 장치가 필요하다. 칼슘을 농도차와 반대로 보내 넣기(능동 수송) 때문이다. 이것을 칼슘 이온 펌프(Calcium Ion Pump)라 한다. 이 펌프는 칼슘의 일반적인 수송 방법이다. 이 펌프에는 두 종류가 있다.

ATP 의존성 칼슘 이온 펌프는 소포체나 세포막에 존재하는 펌프로서 ATP를 분해함과 동시에 칼슘 이온을 능동적으로 들어가게 하며, 이러한 기능은 Ca^{2+}-운반 ATP 가수분해 효소(Ca^{2+}-Transporting ATPase)라는 막효소에 의해 이루어진다. 이 효소는 칼슘의 존재 하에서 ATP를 분해하여 그때 나오는 에너지로 칼슘을 수송한다. ATP 한 분자의 분해로 두 개의 칼슘을 수송할 수 있다.

칼슘 농도가 낮으면 이 펌프는 작용하지 않으나 높으면 움직여 세포 외나 소포체로 칼슘을 퍼 넣는다. 소포체와 세포막의 이온 펌프는 같은 기능을 갖고 있으나 그를 구성하는 단백질은 다르다.

미토콘드리아 내로 능동 수송하는 것을 칼슘 유니포터(Calcium Uniporter)라 한다. 역시 에너지 의존성 유입으로 생각된다. 이 기구에 관해서는 아직 불명확한 점이 많다.

미토콘드리아에서의 칼슘 이온의 수송은 다른 에너지 의존성 칼슘 유입 기구가 담당하고 있으며, 2M의 나트륨 이온과 1M의 칼슘 이온이 교환되는 것으로 생각되고 있다. 미토콘드리아에 들어간 칼슘 이온은 인산칼슘이 되어 침전하므로 유리 칼슘 농도가 낮아서 세포 내 칼슘에 대해 거의 농도 기울기가 없다.

이같이 칼슘은 소화관의 세포에 들어가 일부는 세포내 소기관에 저장된다. 일부는 혈류에 면한 세포막을 통해 혈액으로 수송된다. 이때도 물론 칼슘 이온 펌프가 사용된다. 그사이 칼슘 농도는 일정폭으로 알맞게 조절된다.

혈류로

혈류에 실린 칼슘 이온은 몸의 모든 세포로 분배된다. 각 조직 세포가 혈액에서 칼슘을 받아들일 때는 칼슘 채널(Calcium Channel)이 사용된다. 이것은 칼슘만 선택적으로 받아들이는 구멍이다. 몸에 들어간 칼슘이 체외로 배설되는 방법은 두 가지다. 그중 하나는 신장에서 오줌으로 배출되는 방법으로 양이 매우 적다.

신장으로

신장을 흐르는 혈액 중에 함유된 유리형 칼슘은 여과되어 원뇨(原尿)에 들어간다. 신사구체(腎絲球體)에서 여과되는 칼슘은 하루 약 10g이다. 그러나 이 중 97~98%는 세뇨관(細尿管)에서 재흡수되어 다시 혈류를 타고 몸 전체로 여행하기 시작한다. 나머지 수 퍼센트(300~250㎎)가 오줌으로 배설된다.

원뇨로

신장의 구조를 〈그림 10-3〉에 제시한다. 신동맥의 일부는 수입세동맥(輸入細動脈)이 되어 신소체에 들어간다. 그물형 수입

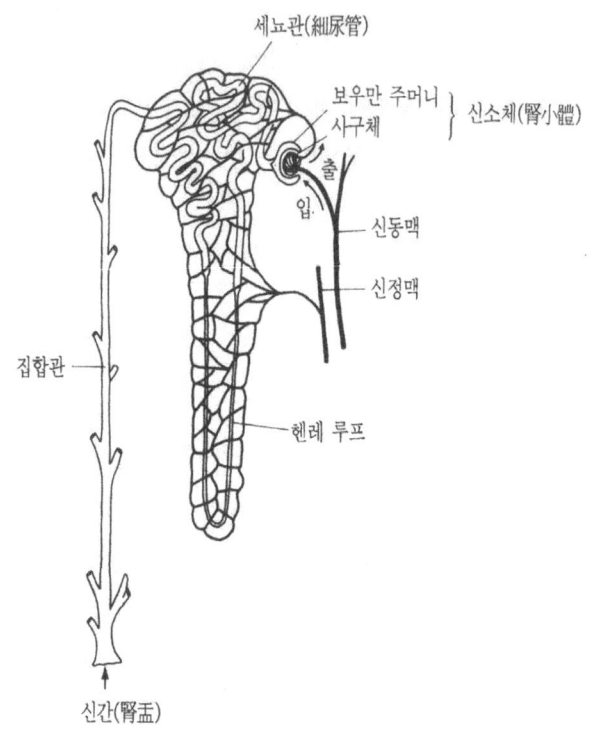

〈그림 10-3〉 신단위의 구조
(「눈으로 보는 生物學」培風館에 의함)

세동맥을 세뇨관에 연결한 족세포(足細胞)가 둘러싼 것을 신소체(腎小體)라 한다(〈그림 10-4〉). 두 세포 사이를 보우만(Bowman)강이라 하며, 여기에 원뇨가 고인다. 즉, 원뇨는 흐르는 혈액 성분이 세포막 및 기저막(基底膜)에 의해 여과되어 나온 것으로 칼슘도 그대로 스며 나온다. 원뇨는 신소체를 나와 세뇨관을 흐른다.

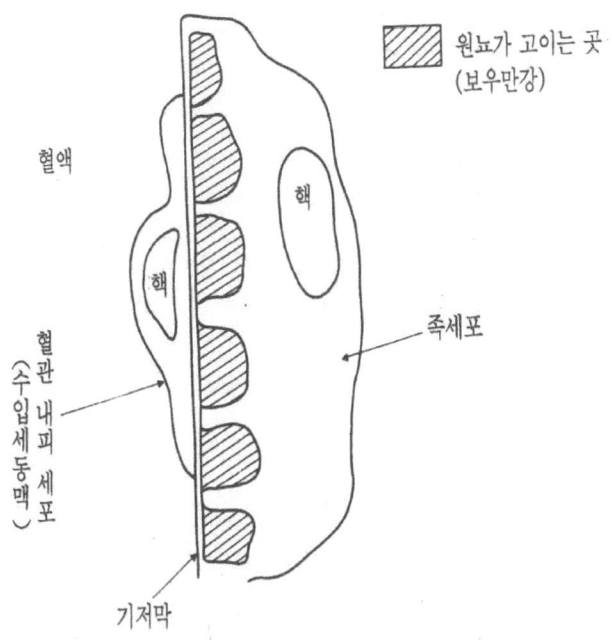

〈그림 10-4〉 신소체의 세포 모식도

다시 혈류로

한편, 수입세동맥도 신소체를 나와 수출세동맥이 되며, 다시 세뇨관 주위 모세혈관이 되어 원뇨 중의 칼슘을 거의 흡수하여 혈액으로 되돌아간다. 이때의 모습을 〈그림 10-2〉로 살필 수 있다. 〈그림 10-2〉의 소화관 강체액(腔體液)을 세뇨관 체액(요)으로 하면 된다. 세뇨관의 칼슘 이온은 세뇨관 세포막을 고칼슘→저칼슘의 하향 기울기로 통과하여 세포 내로 들어간다. 세포 내 일부 칼슘이 소포체, 미토콘드리아 등에 저장되는 것은 이미 살펴보았다.

일부 칼슘은 이때 기저막을 통해 저칼슘→고칼슘의 상향 기기로 혈액에 능동 수송된다. 나트륨 이온과 연동된 수송 및 Ca^{2+}-운반 ATP 가수 분해 효소(Ca^{2+}-Transporting ATPase)에 의한 칼슘 펌프이다. 뒤의 것이 작용력이 더 큰 것 같다.

담즙으로

칼슘의 다른 배설 형식으로 담즙이 있다. 식사 후 혈액 중의 칼슘 농도는 높아지며, 이 칼슘의 일부는 간장에 들어가 담즙으로 분비 배설된다고 한다.

칼슘 농도를 일정하게 유지

마지막으로, 칼슘의 혈장 농도는 어떻게 하여 일정(2.5mM)하게 유지되고 있는지 칼슘의 호메오스타시스(Homeostasis: 항상성)에 대해 생각하여 보자. 칼슘 조절 인자에는 부갑상선 호르몬, 칼시토닌(Calcitonin), 비타민 D 세 가지가 있다.

부갑상선(副甲狀腺) 호르몬은 네 개의 아미노산으로 되어 있는 폴리펩티드 호르몬으로 뼈와 신장에 작용한다. 이 호르몬이 신장에 작용하면 세뇨관의 칼슘 흡수율을 높이고 혈장 칼슘 농도가 높아진다. 또, 뼈에 작용하여 뼈세포를 자극하고, 그 자극이 파골(破骨) 세포(뼈를 부수는 세포)에 전해져 뼈가 녹게 된다. 그 결과, 방출된 칼슘 이온은 혈장치를 높인다. 이같이 부갑상선 호르몬은 혈장 칼슘 양을 증대시킨다.

비타민 D와 부갑상선 호르몬은 밀접한 관계에 있다. 비타민 D는 불활성형 프레비타민 D(7-Dehydrocholesterol)로서 지방성 식품에 함유되어 있다. 장에서 흡수되어 피부에서 자외선을 쪼이면 분해되어 비타민 D_3가 된다. 다시 간장의 효소로 수

산화되며, 신장에서 또 다시 수산화되어 활성형 비타민 D가 된다. 비타민 D는 칼슘의 호메오스타시스에 중요한 작용을 하고 있다. 소장 점막에 작용하여 칼슘 결합 단백질의 생성 속도를 높여 혈액의 칼슘 이온 농도를 높인다.

비타민 D는 뼈에 직접 작용하여 칼슘 이용을 높인다. 부갑상선 호르몬은 활성형 비타민 D의 생성율을 높인다.

이 두 가지 조절 인자는 칼슘의 혈중 농도를 높이지만 칼시토닌은 낮춘다. 이 호르몬은 아미노산 32개로 된 폴리펩티드로 갑상선 C세포에서 분비된다.

혈청 칼슘 농도가 높아지면 분비가 촉진된다. 시즈오카(靜岡) 약학대학의 야마구치(山口正義) 박사는 칼시토닌이 혈청의 칼슘 농도를 저하시키는 것은 칼슘의 담즙 배설을 촉진하는 데 따른 결과로 밝혔다.

또, 그는 간-담즙계의 칼슘 대사의 중요성을 밝혔다. 음식으로 체내에 들어온 칼슘은 오줌과 담즙-분변의 두 경로로 배설되며, 쥐의 경우는 담즙-분변 경로가 오줌 경로보다 30배나 양이 많다.

칼슘 부족시의 대응책

혈청의 칼슘 양이 변동할 때 이를 원래대로 되돌려 놓으려는 몸의 반응이 뼈의 상층 세포에 나타나 한 시간 정도 사이에 반응한다. 이것은 빠른 반응으로 칼시토닌이 관여하고 있다. 다음 수 시간에 걸쳐 신장, 장관에 반응이 나타나며, 여기에는 부갑상선 호르몬, 비타민 D가 관여한다. 그래도 대응할 수 없을 정도로 칼슘의 양이 크게 벗어나 있을 때는 수일에 걸쳐 뼈의 양을 변화시켜 대응하려고 한다. 즉, 뼈를 깎더라도 칼슘의 양을 일정하게 한다. 이것은 칼슘이 얼마나 중요한지 나타내는 일이다.

제11장
메탈로티오네인—금속을 무독화하는 단백질

메탈로티오네인이라는 단백질

우리가 받아들이는 원소는 몸을 위해 여러 가지 유익한 일을 하고 있다. 그러나 몸에 불필요한 원소까지 받아들이는 경우도 있고 필요한 원소라도 필요량 이상을 받아들이는 일도 있다. 그럴 때, 우리 몸은 어떻게 대응할까?

카드뮴을 예로 들어 보자. 카드뮴이라면 공해병으로 유명한 이타이이타이병이 있다. 도야마(富山)현의 진쓰(神通) 하천, 다카하라(高原) 하천 하류의 풍토병으로 발견된 이 병은, 뼈가 변형되고, 기침만 하여도 늑골이 부러질 정도로 고통스럽다. 원인은 상류의 가미오카(神岡) 광산에서 카드뮴을 강물에 오염시켰고, 오염된 강물로 재배한 벼가 카드뮴에 오염되었기 때문이다.

메탈로티오네인(Metallothionein)은 카드뮴과 인연이 깊은 단백질로 금속과 결합한다. 금속(Metal)과 결합하는 황(Thio)을 함유한 단백질(Rein)이라는 의미에서 1960년 바레 등이 명명하였다.

이 메탈로티오네인은 카드뮴과 결합하는 단백질을 찾는 과정에서 발견되었다. 그 후 아연이나 구리와도 결합하는 것으로 밝혀졌다.

이 단백질은 말의 신피질(腎皮質)에서 처음 분리되어 자세히 조사되었다. 다른 동물의 경우에도 카드뮴은 신장에 많이 함유되어 있다. 분자량은 6,000~7,000이다. 황 아미노산인 시스테인이 많아서 전체의 삼분의 일을 차지하며 방향족 아미노산(Tryptophan)이나 히스티딘을 함유하지 않는다.

이 단백질은 카드뮴, 아연 등과 결합하지만 결합하는 금속은 장기에 따라 다르다. 카드뮴이나 아연과 결합하는 메탈로티오네

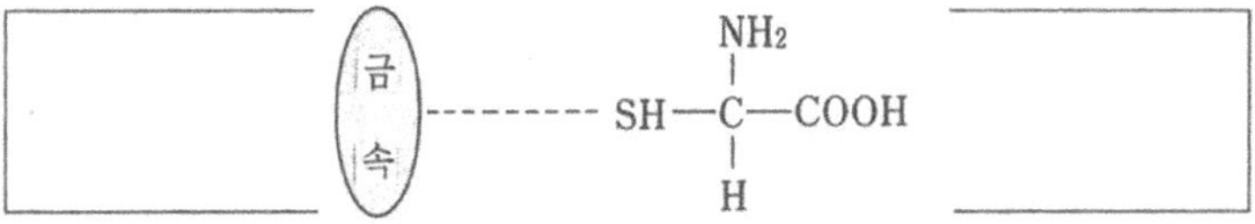

```
┌─────────────────────────────────────────────┐
│                         NH₂                 │
│         ╭──╮             │                  │
│         │금│ ------ SH─C─COOH               │
│         │속│             │                  │
│         ╰──╯             H                  │
└─────────────────────────────────────────────┘

〈그림 11-1〉 시스테인의 구조


┌─────────────────────────────────────────────┐
│       메탈로티오네인 ──→ 금속 + 티오네인       │
└─────────────────────────────────────────────┘
(홀로단백질)                          (아포단백질)

〈그림 11-2〉 아포메탈로티오네인

인은 단백질 한 분자 당 6~7개의 금속 원자를 함유하고 있다.

## 금속 원소 받아들이는 법

이 단백질은 어떻게 하여 금속 원소를 잡아들이는가? 시스테인의 SH(Thiol)기(〈그림 11-1〉)가 금속과 결합하고 있는 것은 다음 결과로도 알 수 있다. 메탈로티오네인 용액의 pH를 낮추어 가면 수소 이온 농도가 증가하여, 티오네인(아포메탈로티오네인, 〈그림 11-2〉)과 결합하고 있는 수소 이온과 마찬가지로 플러스 전하를 갖는 금속 이온을 쫓아낸다. 그 결과 금속 이온이 떨어져 티오네인이 만들어진다.

이런 방법으로 어떤 금속 이온이 떨어지기 쉬운가(결합력)를 추정할 수 있다. 결합력이 클수록 pH가 더 낮아야 떨어진다. 금속 이온의 티오네인에 대한 결합력은 구리, 카드뮴, 아연의 순서가 된다. 이 순서는 SH기에 대한 결합력 순서와 같다. 포
```

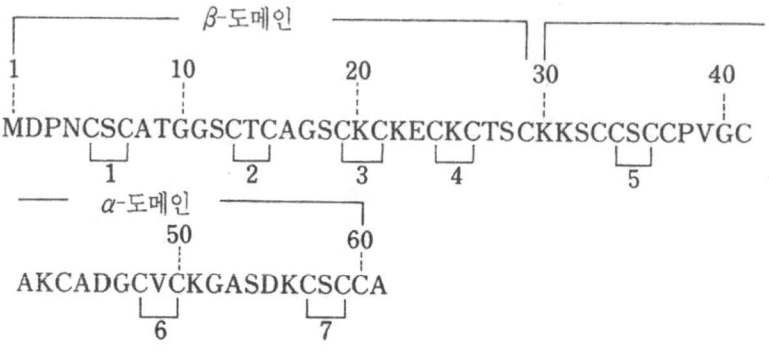

⟨그림 11-3⟩ 포유동물 메탈로티오네인의 아미노산 배열

유동물의 메탈로티오네인은 한 분자 당 7원자의 수은, 코발트, 납, 니켈, 또는 10~12원자의 은, 금과 결합할 수 있다.

메탈로티오네인의 어디에 결합하는가

그러면, 이들 금속 원소는 메탈로티오네인 구조에 어떻게 들어가 결합하는가? 더 구체적으로 살펴보자.

최근, 몇 가지 메탈로티오네인의 아미노산 배열이 밝혀졌다. 포유동물의 메탈로티오네인은 61잔기 또는 62잔기의 아미노산으로 되어 있다. ⟨그림 11-3⟩에는 61잔기의 예가 제시되어 있다. 첫 번째는 메티오닌이고 마지막이 알라닌이다. 잘 살펴보면 C, 즉 시스테인이 많다. 5번째, 7번째, …, 60번째까지 모두 20개나 된다. ⟨그림 11-3⟩의 배열을 주의 깊게 살펴보자. C-X-C(C는 시스테인, X는 시스테인 외의 아미노산)라는 배열이 많아서 모두 7군데나 된다. 이 수와 결합하는 카드뮴의 수가 일치하기 때문에 C-X-C에 금속 원소가 하나씩 결합하

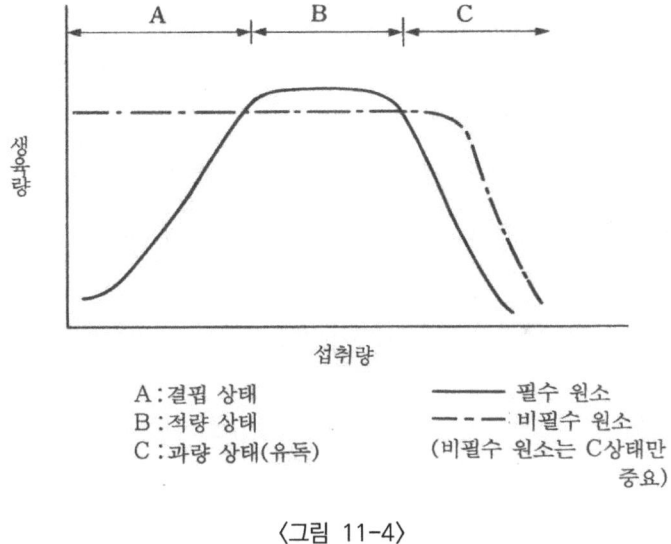

〈그림 11-4〉

것으로 생각된다.

메탈로티오네인은 두 개의 다른 부분(Domain)으로 되어 있다. 왼쪽(아미노 말단)을 β-도메인, 오른쪽(카르복시 말단)을 α-도메인이라고 한다. β-도메인에는 네 개, α-도메인에는 세 개의 금속 원자(카드뮴 또는 아연)가 결합하고 있다. 구리의 경우는 각 도메인에 6개씩 결합할 수 있다.

금속 이온의 해독 작용에 관여

메탈로티오네인은 몸 속에서 어떻게 작용하는가? 더 연구해야 하지만 금속 이온의 해독 작용에 관여하는 것으로 보인다.

금속 원소를 동물에게 투여하여 동물의 성장을 살펴본 결과를 〈그림 11-4〉에 제시한다. 두 개의 곡선 중에서 먼저 필수 원소를 살펴보자. 생체에 일정량(적량) 이하로 들어갈 때는 생

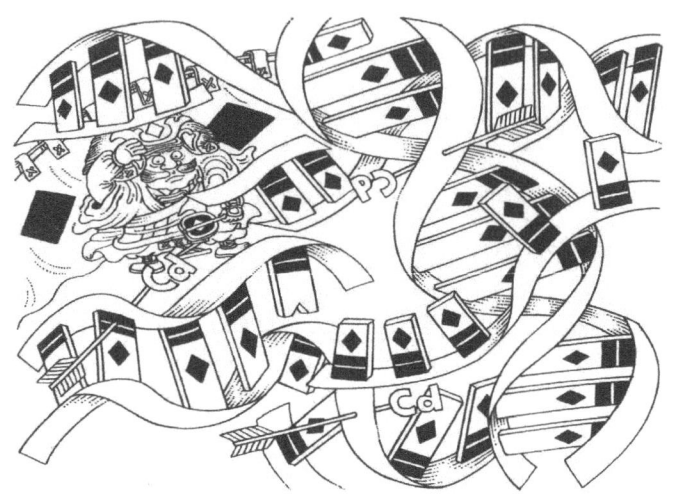

카드뮴에 대한 저항을 얻기 위해 유전자 증폭이 일어난다

물에 성장 장해가 일어난다(결핍 상태). 양이 적당하면 건강하고 잘 성장한다. 그러나 필수 원소도 지나치면 성장 장해가 나타나 병이 되고 심한 경우에는 죽는다(유독 상태).

비 필수 원소는 과잉일 때의 유독 상태만 문제가 된다.

카드뮴에 대해서 더 살펴보자. 동물에 카드뮴을 약간 준 다음에 치사량을 주어도 죽지 않는다. 이것은 어쩐 일인가? 카드뮴을 약간 주었을 때는 메탈로티오네인의 양은 카드뮴 양에 비례하여 늘어나 있다.

즉, 카드뮴이 자극이 되어 메탈로티오네인을 합성하게 된다. 합성된 메탈로티오네인은 카드뮴과 결합하며 결합형 금속은 독성을 나타내지 않는다. 이같이 하여 지나친 양의 카드뮴은 무독화되어 동물을 죽음에서 벗어나게 한다.

이로부터 알 수 있는 바와 같이 금속 무독화 단백질은 금속

〈표 11-1〉 메칼로티오네인 및 메탈로티오네인형 단백질을 가진 생물

사람, 원숭이, 소, 말, 양, 돼지, 개, 토끼, 햄스터, 쥐, 바다표범, 닭, 오리, 개구리, 도롱뇽, 도마뱀, 지렁이, 파리, 바퀴벌레, 악어, 게, 넙치, 금붕어, 송어, 뱀장어, 굴, 양배추, 담배, 토마토, 맥주 효모, 뉴로스포라 곰팡이

을 주었을 때 그 양에 따라 메탈로티오네인 합성량이 늘어난다. 이를 금속에 의한 메탈로티오네인의 유도라 한다.

카드뮴의 예와 같이, 지나친 양의 금속을 해독하기 위해 메탈로티오네인의 합성 조절은 흥미 있는 일이다. 생쥐 세포를 카드뮴 농도가 높은 배지에서 배양하면 카드뮴 농도가 높아도 정상으로 살아나간다. 이 세포의 메탈로티오네인의 mRNA 양은 14배나 증가하고 메탈로티오네인 유전자의 양은 6배나 증가한다. 즉, 카드뮴에 대한 저항성을 얻기 위해 유전자 증폭이 일어난 것이다. 이런 예는 다른 동물 세포에서도 관찰되고 있다.

메탈로티오네인이 금속 무독화 단백질이라는 생각은 좋지만 이것만으로는 설명되지 않는 현상도 있다.

다른 생물도 메탈로티오네인을 가진다

카드뮴 등 중금속에 의한 환경오염은 인간의 생존을 위협한다. 그러나 이것이 인간에게 한정된 문제만은 아니다. 지구의 다양한 생물은 모두 카드뮴에 대해 메탈로티오네인을 합성하는 반응을 할까?

답은 '한다'이다. 원생동물인 아메바에 카드뮴을 주면 메탈로티오네인과 닮은 단백질을 합성한다. 벼, 토마토, 콩 등의 식물에도 메탈로티오네인과 닮은 단백질이 존재하며 곰팡이 뉴로스

포라(Neurospora)에도 존재한다. 원핵생물인 남조를 카드뮴 이온을 함유한 배지에서 생육시키면 메탈로티오네인과 닮은 단백질인 원핵생물 메탈로티오네인이 합성된다.

곰팡이의 일종에서 구리티오네인이 발견되었다. 이 메탈로티오네인은 25개의 아미노산(그 중 7개는 시스테인)밖에 함유하지 않으며, 포유동물의 β-도메인과 똑같이 생겼다. β-도메인이 구리 6개와 결합하는 것처럼 곰팡이 메탈로티오네인도 6개와 결합한다.

〈표 11-1〉은 지금까지 보고된 메탈로티오네인형 단백질을 갖는 생물이다. 이같이 이 단백질은 원시적 생물에서 고등 생물에 이르기까지 널리 분포하고 있다.

생명을 탄생시킨 원시 지구에는 물론 각종 중금속이 존재하고 있었다. 어느 원소는 필수 원소로서 받아들여졌고, 과잉의 금속원소에 노출되는 위험도 있었다. 메탈로티오네인은 그에 대처하는 단백질이었을 것이다.

제12장
미량 원소의 양을 측정한다

맛있는 물의 조건

요즘 수돗물 맛이 나빠졌다고 한다. 화학 약품으로 처리하기 때문에 맛없는 것은 감수해야 한다. 그러나 환경 파괴와 오염 때문에 화학 처리하지 않은 천연수까지 안심하고 먹을 수 없게 되고 맛도 없어졌다.

물맛은 금속 원소와 깊은 관계가 있다. 칼슘(Ca), 칼륨(K), 산화규소(SiO_2)는 맛있는 성분이고, 마그네슘(Mg), 황산기(SO_4)는 맛없는 성분이다.

오사카 대학의 하시모토는 (Ca, K, SiO_2) / (Mg, SO_4)>2일 때 맛있는 물이라고 판단한다. 맛있는 성분이 맛없는 성분의 2배 이상일 때 맛있다고 느끼는 것이다.

하시모토는 '건강한 물'도 제창하고 있다. 칼슘이 많고 나트륨이 적은 물일수록 뇌졸중(腦卒中) 사망률이 낮다고 한다. 교쿠류스이(玉龍水)나 스이젠지(水前寺)의 물에는 맛있고 건강한 물이라는 감정서가 붙어 있다. 수돗물은 특수한 필터를 사용하여 무기물 성분을 조절하면 맛있게 된다고 한다.

음료수로 사용되는 수돗물은 순수하지 않고 여러 원소가 혼입되어 있다. 노인성 치매와 관련된 기사로 일반에게 널리 알려진 알츠하이머(Alzheimer) 병이 있다. 영국의 연구자는 이 병이 음료수중의 알루미늄에 의해 일어날 가능성이 많다고 하며, 수돗물 정화에 사용되고 있는 황산알루미늄이 그 원흉이라고 한다. 음료수 중의 알루미늄 농도가 0.11ppm 이상이 되면 그보다 적은 양에 비해 알츠하이머병에 걸릴 확률이 1.5배 높아진다고 보고하고 있다.

제12장 미량 원소의 양을 측정한다   125

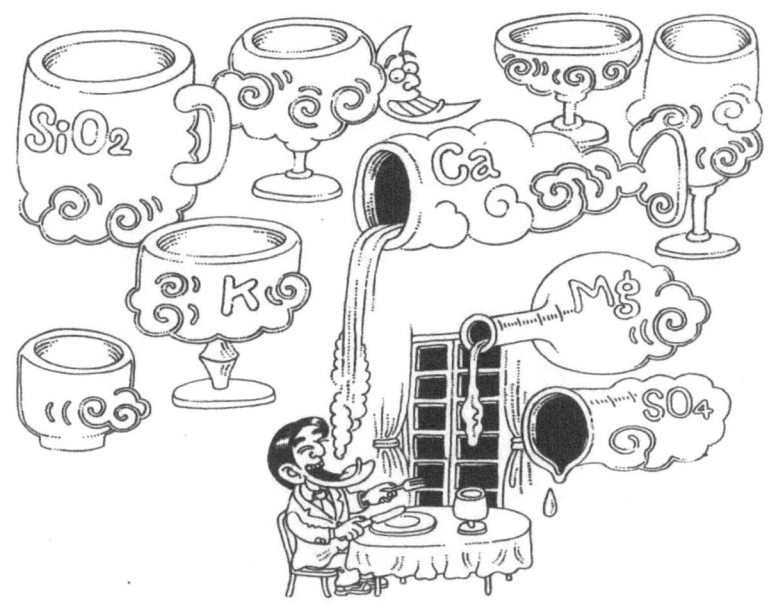

물의 맛은 금속 원소와 깊은 관계가 있다

미량을 표현한다

ppm(Part Per Million)이란 물 1ℓ에 어떤 물질이 $1\mu g$ 함유된 것을 말한다. $1\mu g$이란 $1g$의 백만분의 일로 10^{-6}으로 표시한다.

이 책의 주역은 '미량' 원소다. 지금까지는 미량이라는 의미를 구체적으로 생각하지 않았으나 ppm 등의 단위가 등장하므로 자세히 살펴보자. 참고로 양의 단위를 〈표 12-1〉에 제시하여 놓았다. 10^{-6}은 마이크로, 10^{-3}은 밀리라는 것을 확인하기 바란다.

미량의 세계를 구체적으로 생각하여 보자. 탄산 탈수소 효소(Carbonic Anhydrase)는 금속 효소로서 가장 먼저 발견된 영

〈표 12-1〉 단위명(접두어)

접두어		기호	지수표시
아토	Atto	a	10^{-18}
펨토	Femto	f	10^{-15}
피코	Pico	p	10^{-12}
나노	Nano	n	10^{-9}
마이크로	Micro	μ	10^{-6}
밀리	Milli	m	10^{-3}
센티	Centi	c	10^{-2}
데시	Deci	d	10^{-1}
데카	Deka	da	10^{1}
헥토	Hecto	h	10^{2}
킬로	Kilo	k	10^{3}
메가	Mega	M	10^{6}
기가	Giga	G	10^{9}
테라	Tera	T	10^{12}

예를 갖고 있으며 이 책에서도 비중 있게 다루어지고 있다.

$$CO_2 + H_2O \rightleftharpoons H^+ + HCO_3^-$$

의 반응, 즉 탄산가스를 수화(水化)시켜 중탄산 이온을 만드는 효소로 동식물에 널리 분포하고 있다. 1939년, 켈린과 만은 이 효소에 아연이 함유되어 있는 것을 발견하였다. 사람의 탄산 탈수소 효소는 261개의 아미노산 잔기로 되어 있다. 효소는 둥근 구조를 가지고 있고, 중간에 아연이 존재한다. 중심부에 있는 히스티딘 세 잔기가 이 아연과 결합하고 있다(〈그림 12-1〉). 아연이 없으면 효소는 작용하지 못한다. 즉, 이 효소는 아연 결합 단백질이다.

제12장 미량 원소의 양을 측정한다 127

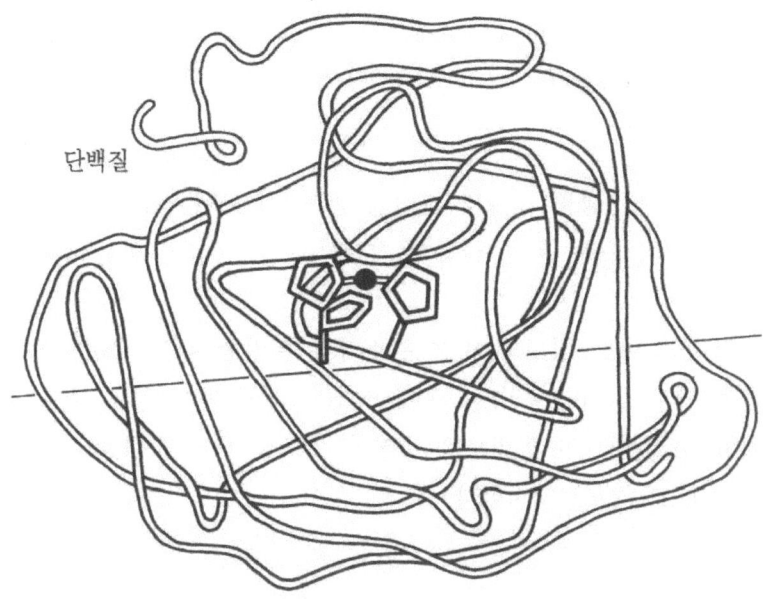

단백질

〈그림 12-1〉 탄산 탈수소 효소의 구조. 검은 원이 아연. 아연을 둘러싸고 있는 오각형은 아연에 결합하고 있는 히스티딘을 나타내고 있다

 이 효소 한 분자는 아연 원자 하나를 가지므로 0.1mg을 물 1mℓ에 녹이면 그 안에는 아연 0.2μg이 들어 있게 된다. 즉, 농도로 표시하면 0.2ppm이다. 이런 효소는 생물에서 마이크로그램 수준으로밖에 얻어지지 않기 때문에 소량의 효소 용액밖에 만들 수 없다. 그러므로 분석에 사용될 수 있는 양도 미량이다.
 금속 원소의 분석을 위해 이 용액을 10μℓ 사용한다고 하여도 그중의 아연 양은 $2\text{ng}(2 \times 10^{-9}\text{g})$이다. 얼마나 적은 양인가 알 수 있을 것이다. 미량 원소의 세계란 이런 차원이다.
 그러면 어떻게 하여 마이크로(10^{-6})나 나노(10^{-9}) 수준의 양을

〈표 12-2〉 수돗물 등에 포함되는 미량 불순물 양(mg/kg)

구리	카드뮴	납
983	37	136

측정하는가? 생물 시료의 분석에 많이 사용되는 것은 원자 흡광 분석법, 또는 최근 급속히 발전하고 있는 ICP 발광 분석법이다.

그러면 어느 정도의 미량 원소까지 측정할 수 있을까? 카드뮴을 예로 들면 1㎖의 물 속에 8pg(10^{-12}g) 들어 있는 양도 측정할 수 있다. 이 방법으로 측정한 수돗물의 미량 불순물의 양을 〈표 12-2〉에 제시한다.

제13장
셀레늄과 수은의 기묘한 관계

세포를 증식시키는 배양액

세포는 혈액으로부터 매우 많은 화합물과 원소를 공급받는 덕택에 살아갈 수 있고, 분열하여 수가 늘어날 수도 있다. 혈액은 자양이 풍부하고 장수를 보증하는 영양액이다.

그러면 혈액의 어떤 원소, 어떤 화합물이 세포에 그런 활력을 주는가? 이 답을 얻기 위해 많은 연구자가 연구하고 있으나 완전히 밝히지는 못하고 있다. 그것은 혈액에 들어 있는 성분이 너무 많기 때문이다.

〈표 13-1〉에는 많은 화합물 이름과 농도가 적혀 있다. 이는 표피 세포라는 까다로운 세포를 생체에서 떼어내어 시험관 내에서 키우기 위한 배양액의 성분이다. 이 배양액에 뇌하수체의 호르몬을 미량 가하면, 혈청을 가하지 않아도 표피 세포가 증식하여 콜로니를 형성한다. 이것은 미국의 햄(R. G. Ham) 교수와 보이스(S. Boyce) 박사의 연구 결과이다.

〈표 13-1〉을 자세히 살펴보면 주요 성분은 아미노산, 비타민, 무기 염류, 성장 인자 등이다. 이 책의 주인공 원소들도 머리를 내밀고 있다. 미량 원소로서 구리, 철, 셀레늄, 망가니즈, 규소, 몰리브데넘, 바나듐, 니켈, 아연, 주석 등이 들어 있다. 이들 중 구리, 철, 바나듐 등에 대해서는 이미 소개하였다.

간장 장해와 관계있는 셀레늄 원소

지금부터는 아직 소개하지 않은, 그리고 일반적으로 별로 알려지지 않은 미량 원소를 중심으로 세포는 어째서 미량 원소를 필요로 하는가 생각하여 보자.

셀레늄은 일반에게는 거의 알려져 있지 않은 원소이다. 화학

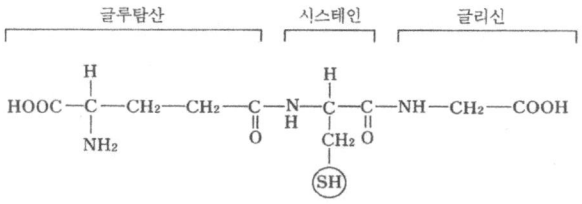

〈그림 13-1〉 글루타티온

적 성질은 황과 비슷하다. 셀레늄이 결핍되면 간장 장해, 근디스트로피 등의 병이 생기는 중요한 원소이다.

마이크로 수준에서 셀레늄의 기능을 살펴보자. 셀레늄의 기능으로 잊어서는 안 되는 것은 글루타티온 과산화 효소(Glutathione Peroxidase)이다. 글루타티온은 〈그림 13-1〉과 같이 글루탐산, 시스테인, 글리신의 세 아미노산이 결합한 펩티드로 SH기(thiol기)가 반응에 커다란 역할을 한다. 글루타티온은 GSH로 약기(略記)한다.

몸 속에서는 화학 반응으로 과산화수소(H_2O_2)가 생기고 있다. 과산화수소는 산화력이 강하여 세포에 매우 유독하다.

글루타티온 과산화 효소는 이것을 환원하여 무해한 물로 만든다. 적혈구에 많이 존재하며, 과산화수소를 제거하여 세포막이나 헤모글로빈이 산화되는 것을 방지한다. 분자량은 약 8만 4천으로 한 분자 당 네 개의 셀레늄을 갖고 있다. 셀레늄이 없으면 이 효소는 작용할 수 없다.

효소의 활성 발현에 중요한 부위를 활성 부위라 한다. 이 효소의 활성 부위 시스테인 잔기의 황 원자는 셀레늄으로 바꾸어져 있다(〈그림 13-2〉). 이 잔기를 셀레노시스테인(Selenocysteine)이라 한다.

〈표 13-1〉 배양액의 조성

성분	농도(mg/ℓ)
(1) 아미노산	
L-알라닌	8.909
L-아스파라긴 염산염	210.7
L-아스파라긴 1수염	15.01
L-아스파르트산	3.993
L-시스테인 염산염 1수염	42.15
L-글루탐산	14.71
L-글루타민	876.9
글리신	7.507
L-히스티딘 염산염 1수염	16.77
L-이소루신	1.968
L-루신	65.58
L-리신 염산염	18.27
L-메티오닌	4.476
L-페닐알라닌	4.956
L-프롤린	34.54
L-세린	63.05
L-테레오닌	11.91
L-트립토판	3.063
L-티로신	2.718
L-발린	35.15
(2) 비타민	
α-비오틴	0.0146
엽산	0.7946
DL-α-리포산	0.2063
니코티아미드	0.03664
D-판토텐산(칼슘염)	0.2383
피리독신 염산염	0.06169
리보플라빈	0.03764
티아민 염산염	0.3373
비타민 B12	0.4066
(3) 다른 유기 화합물	
아데닌	24.33
염화콜린	13.96
D-글루코오스	1081.0

성분	농도(mg/ℓ)
미오이노시톨	18.02
푸트레신 2염산염	0.1611
초산나트륨 3수염	503.6
빌리루빈산나트륨	55.02
티미딘	0.7267
(4) 다량 이온	
염화칼슘 2수염	4.411
염화칼륨	111.83
염화마그네슘 6수염	122.0
염화나트륨	7598.0
인산수소나트륨 7수염	536.2
(5) 미량 원소	
황산구리(II) 5수염	0.002746
황산철(II) 7수염	1.390
아셀렌산	0.003869
황산망간(II) 5수염	0.000241
규소나트륨 9수염	0.1421
바나듐산 암모니아	0.001236
염화니켈(II) 6수염	0.000585
염화주석(II) 2수염	0.000119
황산아연 7수염	0.000118
	0.1438
(6) 완충액과 지시약	
헤페스	6672.0
수산화나트륨	400.1
탄산수소나트륨	1176.0
페놀레드(나트륨염)	1.242
(7) 성장 인자	
EGF	5(ng/㎖)
인슐린	5(㎍/㎖)
하이드로코티즌	1.4(μN)
에탄올아민	0.1(mM)
포스포에탄올아민	0.1(mM)

효소 활성 부위

$$-NH-\underset{SH}{\underset{|}{C}}-\underset{}{\overset{H}{\underset{|}{C}}}\overset{O}{\underset{}{\|}}-NH- \longrightarrow -NH-\underset{SeH}{\underset{|}{C}}-\underset{}{\overset{H}{\underset{|}{C}}}\overset{O}{\underset{}{\|}}-NH-$$

시스테인 　　　　　　　셀레노시스테인

〈그림 13-2〉 황 원자가 셀레늄으로 치환된다

아미노산이 단백질로 합성 될 때 tRNA가 중요한 역할을 한다. 시스테인의 tRNA가 존재하기 때문에 연구자들은 시스테인 tRNA에 의해 시스테인이 펩티드로 만들어진 다음 셀레노시스테인으로 변하는 것으로 생각하였다. 즉, 셀레노시스테인의 tRNA는 있을 리가 없다고 생각한 것이다. 그러나 이 예상은 보기 좋게 빗나갔다. 셀레노시스테인의 tRNA가 발견된 것이다. 이 금속 아미노산은 단백질 합성 소재로서 중요하다. 셀레노시스테인 또는 셀레늄이 생명의 본질에 중요한 작용을 하고 있기 때문에 자연은 그를 위해 tRNA를 준비하여 놓은 것이다.

셀레늄은 수은 독을 억제한다

셀레늄과 생명을 생각할 때, 잊어서는 안 될 일이 있다. 무기 수은도 몸에 해로운 것은 다 아는 사실이다. 셀레늄은 몸 밖에서 들어와도 일정량만 몸에 머무르고 과잉의 양은 배설되어 버리기 때문에 몸 속의 농도는 낮다.

그러나 수은 광산 광부의 셀레늄 농도는 매우 높다. 그리고 몸 속의 수은 축적량은 셀레늄 축적량과 비례 관계에 있다. 보

제13장 셀레늄과 수은의 기묘한 관계　135

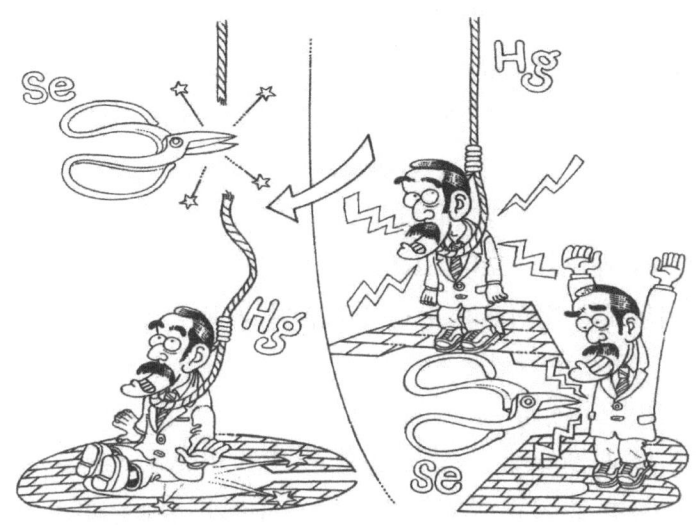

셀레늄에는 수은 독성을 경감시키는 작용이 있는 것 같다

보통 사람의 수은과 셀레늄의 몰비는 매우 낮으나 수은 광산 노동자의 몰비는 1에 가깝다.

즉, 수은이 축적될수록 셀레늄이 몸 속에 축적된다. 셀레늄과 수은의 체내 축적에는 관계가 있는 것 같다. 쥐에게 체중 1kg 당 20μM의 염화 제2수은을 투여하면 1주일 이내에 98%가 죽어버린다. 그러나 수은을 주고 나서 셀레늄(2셀레늄산나트륨)을 주면 거의 100% 생존한다. 즉, 셀레늄은 수은의 독성을 경감시킨다.

그러나 셀레늄도 일정량 이상이 되면 독성을 나타낸다. 독성을 나타내는 양의 셀레늄과 독성을 나타내는 양의 수은을 동시에 주면 두 가지 독성이 가벼워진다. 이것은 독으로 독을 억제하는 결과이다.

기타자토(北里) 대학의 나가누마(永沼章) 박사가 실험한 결과에 따르면 쥐에게 과잉 양의 셀레늄과 수은을 따로 주면 체중이 감소하지만 함께 주면 독작용이 감소한다고 한다. 즉, 유용 미량 원소도 다량이 되면 유독하지만 다른 다량의 유독 금속 원소와 함께라면 무독화 된다.

셀레늄과 수은 모두 고분자 단백질과 결합하여 반응성이 적은 복합체를 형성하여 유리되지 않기 때문에 독성을 나타내지 않는 것으로 생각된다.

그러면, 이상의 동물 실험을 바탕으로 수은 광산 노동자에 대해 다시 생각해 보자. 그들은 장기간 미량의 수은을 받아들이는 환경에 처해 있다. 음식에는 미량의 셀레늄이 함유되어 있다. 장기간에 걸쳐 동물실험 같은 반응이 마이크로 양으로도 진행되고 있다. 그 결과 수은의 독성이 경감된다. 셀레늄은 그들의 생명을 구하는 약이다.

제14장
코발트, 아이오딘, 몰리브데넘의 얘기

(1) 코발트와 비타민 B_{12}

코발트와 간장

코발트(Co), 원자번호 27, 원자량 58.94, 철에 속하는 금속원소, 이것이 코발트의 화학적 성질이다.

코발트는 단독으로 사용하는 경우가 별로 없으나 합금 재료로서는 중요하다. 코발트를 25~60% 정도 함유하는 초합금은 고온에서의 내산화성, 내식성(耐蝕性), 내마모성 및 기계적 성질이 우수하다. 코발트라는 이름은 그리스어로 산의 신인 Kobolos에서 유래하였다. 코발트와 생명의 관계는 다음과 같다.

해안병(海岸病) 또는 소모성 질병이라는 소와 양의 병이 있다. 뉴질랜드의 미개척지나 오스트레일리아의 석회암 지방에서 사육되는 반추동물에 나타나는 병으로 쇠약해지고, 빈혈 상태로 죽어 버린다.

19세기에는 병을 치료하기 위해 동물을 정기적으로 다른 지방으로 이동시키는 방법밖에는 없었다. 그 후, 이 병의 예방에 조제(調劑) 철염이나 철광석이 유효한 것으로 알려졌다. 연구 초기에는 철 결핍설이나 니켈 결핍설이 나왔으나 옳지 않았다.

1935년 오스트레일리아의 언더우드와 필머는 조제 철광석을 분석하여 유효 성분이 코발트임을 밝혀내었다. 이들 지역의 토양은 코발트 함량이 낮았던 것이다.

한편, 그들은 1937년, 반추동물의 코발트 결핍증에 간장(肝臟)을 많이 먹이면 좋다는 것을 알았다. 즉, 간장에 들어 있는 성분이 유효하며, 코발트는 그 성분의 생성에 관여하는 것으로 생각하고 있었다.

당시 코발트와 간장의 미지 성분이 관계하는 것으로 생각하였으나 코발트의 생물학적 기능이 명확해진 것은 좀 더 뒤의 일이다.

간장에서 4%의 코발트를 함유한 화합물이 발견된 것은 1948년이다. 미국의 릿케스는 이를 결정화하여 비타민 B_{12}라 불렀다. 이와는 따로, 같은 해에 영국의 스미스도 신선한 소의 간장 4톤에서 같은 물질의 결정 1g을 분리하였다. 과학사상 가끔 있는 동시 발견이다.

비타민 B_{12}의 발견으로 반추동물의 필수 원소인 코발트 연구가 자극 받았다. 발견 후 3년이 지나지 않아 코발트 결핍증에 걸린 양에게 비타민 B_{12}를 주면 병이 낫는 것을 알아내었다.

즉, 결핍증의 원인 물질은 비타민 B_{12}였다. 여기서 비로소 코발트의 기능이 밝혀진 것이다. 코발트 단독으로서가 아니고 비타민 B_{12}의 성분 등으로 생리 작용을 하고 있는 것이다.

비타민 B_{12}의 작용

비타민 B_{12}의 구조를 결정하는 것은 어려웠다. 많은 유기 화학자가 참가하여 7년의 세월을 필요로 하였다. 토드가 중심 역할을 하였다. 결정된 구조식은 〈그림 14-1〉과 같이 매우 복잡하다. 코발트 부분은 고딕체이다.

이같이 복잡한 비타민 B_{12}를 순수한 유기 화학적 방법만으로 완전 합성하는 것은 매우 어려운 일이지만 우드워드와 에선모우저를 중심으로 노력하여 1973년에 열매를 맺었다. 합성 화학 역사상 금자탑이다.

비타민 B_{12}는 항악성빈혈인자이다. 환자에게 150μg 주면 적

⟨그림 14-1⟩ 비타민 B_{12}에 둘러싸인 코발트

혈구가 약 두 배 증가한다. 미생물에 의해 합성되며, 보통 식사로는 하루 8~15㎎ 섭취하므로 결핍증은 일어나지 않는다.

비타민 B_{12}가 음식을 통해 혈액에 들어가 혈액의 비타민 B_{12} 결합 단백질인 트랜스코발라민(Transcobalamin)에 결합하여 간장으로 운반된다. 간장에 많이 존재한다는 것은 이미 언급하였다. 이것은 간장에서 전신 조직으로 운반되어 이용된다. 트랜스코발라민은 세 종류로 비타민 B_{12}를 혈중에 저장하는 것, 그를 각 조직으로 수송하는 것 등이 있다. 이 단백질을 태어날 때부터 만들지 못하는 병을 선천성 트랜스코발라민 결핍증이라 한다. 발육 장애, 설사, 구토 등을 수반하는 중증의 거적아구성(巨赤牙球性) 빈혈이다.

T_4: 구조식 (티록신)

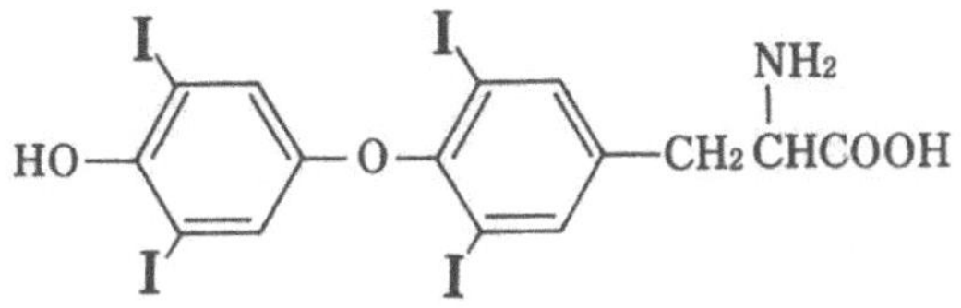

T_3: 구조식 (트리아이오딘티록신)

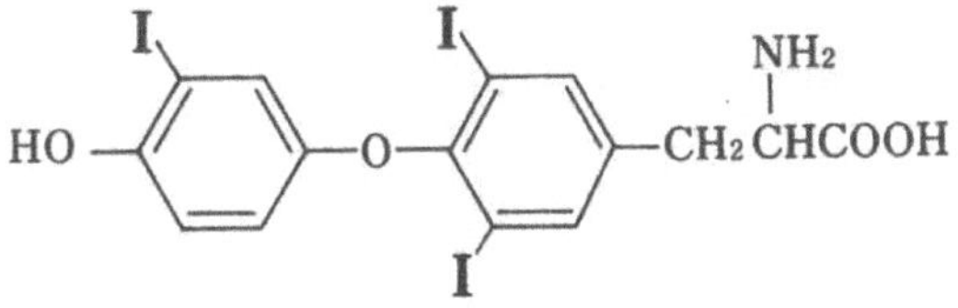

〈그림 14-2〉 갑상선 호르몬에 결합하고 있는 아이오딘.
T_4는 티록신, T_3는 트리아이오딘티록신

(2) 아이오딘과 갑상선 호르몬

아이오딘은 해초에 많이 함유되어 있다. 미국 같은 대륙부에서는 일상 식사로는 아이오딘을 충분히 얻을 수 없기 때문에 아이오딘 결핍증(갑상선 기능 장해)이 생기는 경우가 있다. 그래서 소금에 아이오딘을 첨가하여 아이오딘 부족을 방지하려고 한다.

성인은 15~20mg의 아이오딘을 함유하고 있다. 그 중 70~80%는 갑상선에 존재한다. 아이오딘은 갑상선 호르몬에 둘러싸여 있다. 이것은 코발트와 비슷하다. 비타민과 호르몬이라는 차이는 있지만 두 가지 모두 일정 화합물에 공유 결합으로 둘러싸여서 비로소 생리적 기능을 발휘한다.

갑상선 호르몬은 물질의 대사 속도를 높이는 작용을 하여 동물 성장에 큰 영향을 미친다. 그러나 양서류에는 전혀 다르게 작용하여 올챙이를 개구리로 바꾼다.

〈표 14-1〉 몰리브데넘을 필요로 하는 효소

효소	분자량	Mo의 원자수
크산틴 산화 효소	283,000	2
크산틴 탈수소 효소	300,000	2
알데히드 산화 효소	270,000	2
설파이트 산화 효소	108,000	2

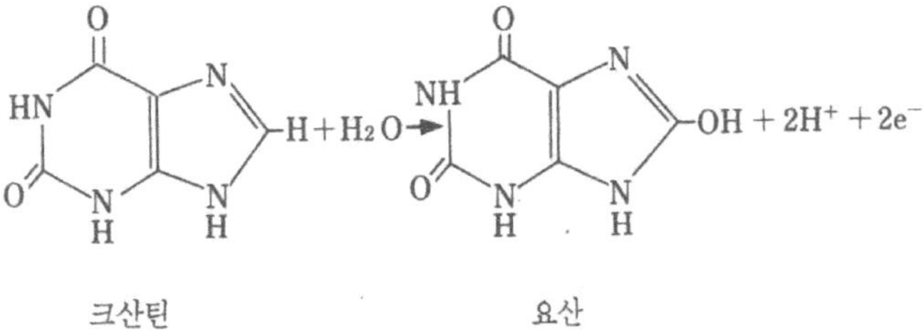

크산틴 → 요산 + $2H^+ + 2e^-$

〈그림 14-3〉 크산틴 산화 효소의 반응식

갑상선 호르몬에는 매우 비슷한 티록신(Thyroxine)과 트리아이오딘티록신(Triiodothyroxine) 두 가지가 있다. 이들은 아이오딘의 결합수만 다르다.

티록신은 아이오딘이 네 개, 트리아이오딘티록신은 세 개로, 각각 T_4, T_3으로 약기한다. T_3의 아이오딘 함량은 적지만 호르몬 작용은 T_4보다 열 배나 강하다. T_4는 T_3으로 변하여 호르몬 작용을 한다. 갑상선 호르몬은 〈그림 14-2〉와 같이 아이오딘을 함유한 아미노산이다.

(3) **몰리브데넘을 필요로 하는 효소들**

몰리브데넘(Mo)과 생명 현상의 관계도 별로 알려져 있지 않다. 그러나 동식물과 뿌리혹박테리아의 필수 원소이다. 몰리브데넘이 없으면 작용하지 못하는 효소가 몇 가지 있기 때문이다.

동물의 몰리브데넘 효소와 효소 분자에 결합하는 몰리브데넘 수를 〈표 14-1〉에 제시한다. 이들 효소가 작용하는 데 몰리브데넘이 필요한 것은 흥미 있는 점이다. 그런 의미에서 잘 알려져 있는 것은 크산틴을 요산으로 산화하는 크산틴 산화 효소(Xanthin Oxidase)이다(〈그림 14-3〉).

요산은 핵산 합성의 전구체로서 중요하지만 병의 원인 물질로서도 유명하다. 반응식과 같이 산화 반응에 필요한 산소 원자는 물에서 받아들인다.

제15장
산소 독을 억제하는 망가니즈

〈표 15-1〉 망가니즈 효소

피루브산 카르복시화 효소
초산화물 불균등화 효소
아민 산화 효소
산성 인산 가수분해 효소

 코발트나 몰리브데넘처럼 망가니즈와 우리 몸의 관계도 별로 알려져 있지 않으나 망가니즈를 필요로 하는 효소가 몇 가지 존재한다. 이들 망가니즈 효소는 우리가 살아가는 데 필요하다. 망가니즈는 이들 효소의 작용을 통해 생명 현상에 필수 성분이 되고 있다. 여기서는 효소와 망가니즈의 관계, 망가니즈 효소의 몸 속에서의 역할을 살펴보기 위해 두 효소를 살펴본다.

(1) 핵산을 자르는 효소, 산성 인산 가수분해 효소

 산성 인산 가수분해 효소(acid phosphatase)는 인산에스테르를 잘라 인산 화합물을 만든다. 몸 속에는 인산에스테르를 함유한 화합물이 많이 있으며, 중요한 기능을 갖는 것이 많다. 핵산, ATP 등은 대표적인 인산 화합물이다.

 산성 인산 가수분해 효소는 이들 물질의 분해에 없어서는 안 될 효소이다. 산성 인산 가수분해 효소의 '산성'은 산성에서 작용하는 것을 의미한다. 반면, 알칼리에서 작용하는 것은 알칼리성 인산 가수분해 효소라 한다.

 산성 인산 가수분해 효소는 생물계에 널리 분포하고 있다. 동물이나 식물 모두 가지고 있으나 함유된 금속의 종류가 다르다. 동물 효소는 철을, 식물 효소는 망가니즈를 가진다.

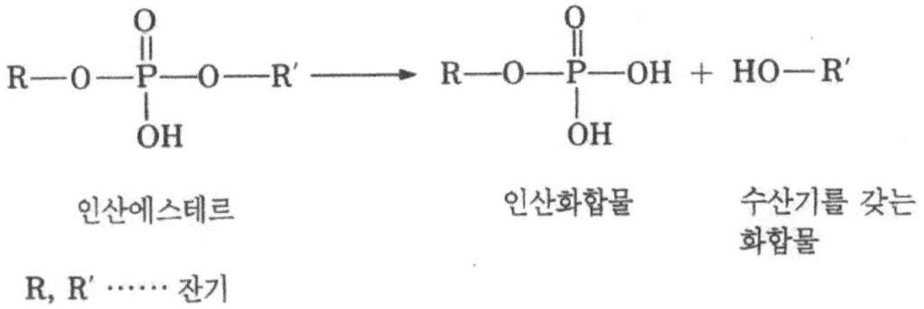

$$R-O-\overset{\overset{O}{\|}}{\underset{OH}{P}}-O-R' \longrightarrow R-O-\overset{\overset{O}{\|}}{\underset{OH}{P}}-OH + HO-R'$$

인산에스테르　　　　　인산화합물　　수산기를 갖는
　　　　　　　　　　　　　　　　　　화합물

R, R' …… 잔기

〈그림 15-1〉 인산에스테르를 자르는 효소—산성 인사 가수분해 효소

　식물의 망가니즈 산성 인산 가수분해 효소는 고구마, 시금치, 콩, 쌀 등에서 얻어진다.
　예로 '긴토키(金時)'라는 고구마 100kg에서 약 500mg의 효소를 얻을 수 있다. 이 효소는 분자량 11만으로 한 분자 당 세 개의 3가 망가니즈를 갖고 있다.
　망가니즈는 이 효소의 활성 부위를 형성하며, 티로신 잔기 및 시스테인 잔기와 결합하고 있다. 기질인 인산에스테르는 망가니즈에 직접 결합한다.
　동물성 산성 인산 가수분해 효소는 철을 함유한다. 식물형 망가니즈 효소를 동물형 철 효소로 바꾸면 어떨까?
　고구마 망가니즈 효소의 망가니즈를 제거하고 대신 철을 넣으면 식물형 철 효소를 만들 수 있다. 다행히, 식물 효소는 철을 받아들인다. 그러나 효소력은 반으로 떨어지고 성질도 약간 변한다.
　생체에 풍부한 철 원자를 효소의 기능 발현에 솜씨 좋게 이용하는 것은 이해할 수 있으나 미량에 지나지 않는 망가니즈를 이용하는 것은 왜인가? 망가니즈는 토양에 비교적 많이 존재한다. 식물은 그런 특권을 이용하여 철보다 효율 높은 망가니즈를 이용하는 것일까?

(2) 산소 독을 없애는 초산화물 불균등화 효소

산소에 강한 독성도 있다

초산화물 불균등화 효소(Superoxide Dismutase). 어려운 이름으로 대표적인 금속 효소이다. 1969년, 미국의 프리드리히와 맥코드가 발견하였다. 전에는 쿠프레인(Cuprein)으로 알려져 있었다.

이 효소에도 여러 종류가 있으며, 함유된 금속은 서로 다르다. 이 효소는 노화, 암 등의 여러 가지 작용에 관계하며, 의학 분야에서도 주목을 모으고 있다. 광범위하게 관계하고 있는 것은 이 효소의 기질이 '초산화물'이기 때문이다.

초산화물은 '활성 산소'를 함유하며, 생체에 다양한(나쁜 작용이건 좋은 작용이건) 영향을 미치고 있다. 그러므로 이 금속 효소를 이해하기 위해서는 초산화물부터 얘기를 시작하는 것이 좋을 것 같다.

산소는 우리의 에너지원이다. 산소는 생명 유지에 필수적이다. 산소의 힘(산화력)은 에너지를 만드는 유용한 작용을 하지만 유해한 작용(효소 독)도 한다.

활성 산소라는 화합물이 있다(〈표 15-2〉). 활성 산소는 산소가 몸 속에서 반응하여 생기고 자외선이나 우주선의 작용으로도 생긴다.

활성 산소의 작용은 자살 약으로 가끔 세상을 놀라게 하는

〈표 15-2〉 활성 산소

(·은 전자를 나타낸다.)

슈퍼옥사이드 음이온 (초산화물 이온)	$\cdot O_2^-$	효소 분자에 다시 한 개의 전자가 들어간 것
일중항(一重項) 효소	$^1O_2$	산소 분자의 두 비대칭 전자가 짝을 이루어 한쪽 산소 원자의 π궤도에 들어갔기 때문에 다른 쪽 궤도가 비어 있는 것
히드록시 라디칼	$\cdot OH$	수산기에 다시 하나의 전자가 들어간 것
과산화수소	H_2O_2	사람에 의해 활성 산소에 들어가는 경우도 있다.

 파라코트가 단적으로 보여 준다. 이 약은 제초제로서 초산화물 음이온을 증가시키는 작용을 한다. 이 음이온은 간장이나 피부에 장해를 준다. 활성 산소는 산소 독이다.
 산소 독 발생에는 세 가지 경로가 알려져 있으며 모두 효소가 관여한다(〈표 15-3〉).
 크산틴 산화 효소는 히포크산틴과 크산틴으로부터 요산을 만든다. 요산은 핵산 합성에 사용된다. 이 효소가 작용하고 있을 때 활성 산소가 생긴다.
 활성 산소의 진짜 역할은 잘 알려져 있지 않다. 크산틴 산화 효소는 소장이나 췌장에서 매우 높은 활성을 나타내며 뇌, 척추, 혈액 등에는 거의 없다.
 〈표 15-3〉의 두 번째의 NADH 산화 효소는 산소를 사용하여 NADH를 산화하는 효소로, 이때 초산화물이 생긴다.
 미엘로 과산화 효소는 과산화수소를 산화하여 활성 산소가 생기는 반응을 촉매 한다.

〈표 15-3〉 활성 산소 발생에 관여하는 효소

• 크산틴 산화 효소

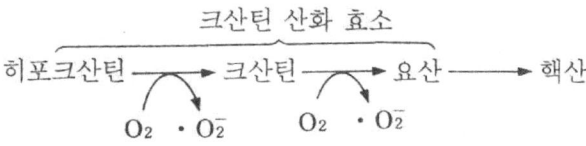

• NADH 산화 효소

활성 산소는 매우 산화력이 강하여 조직을 파괴하거나 몸에 나쁜 영향을 미친다. 이것은 얄궂은 일이다. 산소 없이는 우리는 살아갈 수 없다. 그런 의미에서 산소는 세상에서 가장 귀중한 것 중의 하나이다.

귀중하고 없어서는 안 되는 산소가 동시에 독작용에 관여하고 있다. 이를 좀 더 자세히 살펴보자.

생물이 살아가기 위해 존재한 SOD

원시 대기 중에 산소는 없었다. 산소는 광합성 생물이 출현하여 물을 가수분해하여 만든 것으로 생각되고 있다. 35억 년 전에 나타난 박테리아는 남조류의 선조로 그런 작용을 하였다.

산소를 사용하여 에너지를 얻는 방식은 산소를 사용하지 않는 방법에 비해 20배나 효율이 높다. 그 때문에 생물은 점점 진화하여 인간까지 도달하였다. 산소의 은혜는 이루 다 표현할 수 없다.

그러나 한편으로는 앞에서 말한 것처럼 생명을 희롱한다. 생물이 진화하여 육상 생활로 옮겼을 때 필수이지만 위험하기도 한 산소를 어떻게 하는가는 큰 문제였을 것이다.

〈표 15-4〉 SOD와 금속 원소

	분자량	금속 원소의 수
철-SOD	40,000	2개(Fe^{+++})
망가니즈-SOD	40,000	2개(Mn^{++})
구리, 아연-SOD	30,000	각각 2개(Cu^{++}, Zn^{++})

당시, 산소의 모순을 해결하는 수단이 있었는지는 알 수 없으나 현존 생물에게는 있다. 그 수단은 초산화물 불균등화 효소(SOD)이다. SOD는 산소의 위험성을 없애기 위해 궁리해낸 효소로 생각된다.

SOD는 다음 반응을 촉매 하여 활성 산소인 초산화물 음이온을 과산화수소로 바꾼다. 이 과산화수소도 반응성이 풍부하기 때문에 카탈라아제나 과산화 효소라는 효소가 무해한 물로 바꾼다. 각 반응식은 다음과 같다.

$$2H^+ + 2O_2^- \rightarrow H_2O_2 + O_2 \quad (효소는 SOD)$$

$$2H_2O_2 \rightarrow 2H_2O + O_2 \quad (효소는 카탈라아제)$$

$$H_2O_2 + R \rightarrow H_2O + R - O \quad (효소는 과산화 효소)$$

SOD는 금속 효소이다. 금속이 다른 세 가지 SOD의 존재가 알려져 있다(〈표 15-4〉).

철-SOD는 혐기성 광합성 세균이 갖고 있다. 망가니즈-SOD는 미토콘드리아가 갖고 있다. 구리, 아연-SOD는 진균, 식물, 동물의 세포질에 존재한다. 대장균은 철-SOD와 망가니즈-SOD를 갖고 있다.

망가니즈-SOD에는 재미있는 얘기가 있다. 미토콘드리아의 기원으로 원핵세포(세균 등)가 진핵세포(세균 외의 고등 생물)에 침입하여 살아왔다는 '세균 기생설'이 있다.

이 설이 SOD에 맞는지 살펴보자. 같은 동물의 세포질의 구리, 아연-SOD와 미토콘드리아의 망가니즈-SOD는 전혀 다르다. 그러나 닭 미토콘드리아의 망가니즈-SOD는 대장균의 철-SOD나 망가니즈-SOD와 매우 비슷하다. 물론 동물 사이, 즉 닭 간장의 구리, 아연-SOD와 소적혈구의 구리, 아연-SOD는 매우 비슷하다. 미토콘드리아의 SOD는 고등 동물의 SOD보다 세균 SOD와 비슷하기 때문에 SOD의 아미노산 배열에서도 미토콘드리아 세균 기생설은 올바른 것으로 생각할 수 있다.

암과도 싸우는 활성 산소

지금까지 활성 산소는 유해하다고 설명하였다. SOD의 중요성을 인식시키기 위해서였다. 그러나 실제 그렇게 단순하지는 않다. 활성 산소도 도움을 주는 일이 있다. 활성 산소는 산화력이 강하기 때문에 살균 작용이 있다.

백혈구나 백혈구 무리인 매크로파지는 생체에 감염된 세균을 가장 먼저 상대하여 죽인다. 살균력은 활성 산소에 의한다. 전술한 NADH(NADPH) 산화 효소, 미엘로 과산화 효소 등이 관여하고 있다. 만성육아종병(慢性肉芽腫病) 환자는 세균 감염에 대한 저항력이 매우 약하다. 이 환자의 백혈구는 살균력이 없다. 조사해 보면 활성 산소를 만드는 NADH 산화 효소가 결손되어 있다. 백혈구의 살균 작용과 활성 산소의 관계를 엿볼 수 있는 일이다.

백혈구는 살균력을 위해 활성 산소를 필요로 한다. 그러면,

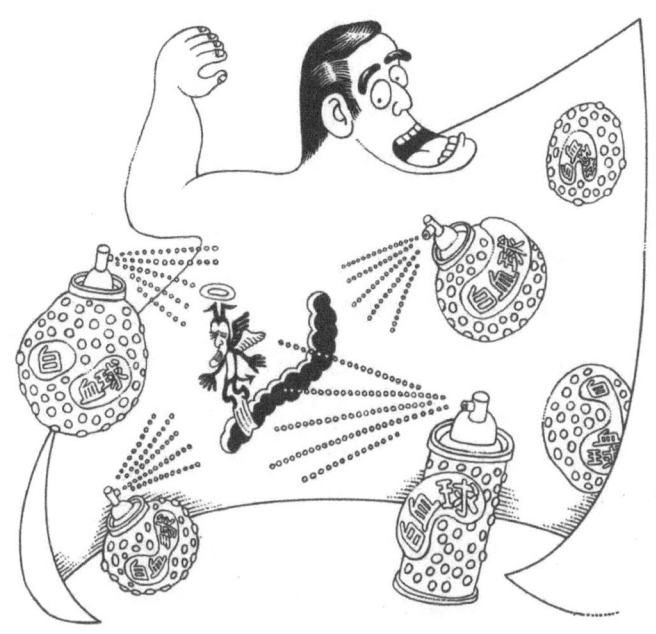

세균에 대한 살균력을 발휘하는 활성 산소

활성 산소를 파괴해 버리는 SOD를 가지지 않는가? 갖고 있다. SOD 활성의 15%는 미토콘드리아에, 85%는 세포질에 있다. 그러나 세포막에는 없다. 활성 산소에 의한 살균 작용이 세포막에서 이루어지는 것을 생각하면 이치에 맞는 일이다.

현대 의학에서 가장 골치 아픈 암에도 활성 산소가 관여한다. 방사선 등으로 조직에 활성 산소가 생기면 DNA나 세포막에 상해가 일어나 암이 될 수 있다. 발암제의 작용을 프리 라디칼(Free Radical, 반응성이 풍부한 화학기)로 설명할 수 있는 경우는 많다.

이 라디칼은 활성 산소에서 공급받고 있다. 라디칼의 공격을 받기 쉬운 DNA의 염기 부위는 U-U-U, G-U, U-G, A-U-A, A-U-G가 있다. A-U나 A-U-U는 공격받지 않는 것 같다.

그러므로 라디칼의 공급원인 활성 산소를 제거하는 SOD의 활성이 저하하면 세포는 당연히 암화(癌化)하기 쉽게 된다. 이를 증명하는 보고도 있다. 그러나 암화는 더 복잡하여 SOD의 활성만으로 설명하는 것은 무리다.

암 치료법으로 X선 조사(照射)가 있다. 암세포는 SOD의 활성이 낮기 때문에 X선 조사로 생기는 활성 산소를 충분히 제거할 수 없다. 그러므로 X선은 정상 세포를 죽이지 않으나 암세포는 죽이기 쉽다.

제암제 중에는 활성 산소를 생기게 하는 것이 있다. 발암 물질인 활성 산소도 사용법에 따라서는 제암제가 될 수도 있다.

우리는 산소와 함께 살아가지 않으면 안 되므로 평생 산소 독에 노출되어 있다. SOD는 활성 산소의 위험성을 제거하는 하나의 대응책이다. 그러나 SOD의 활성은 나이가 들수록 떨어진다. 그러므로 활성 산소의 위험성은 나이가 들수록 많아질 것이다. 노화에 SOD가 원인으로 관여하고 있는 것으로 생각하는 학자도 있다.

금속 원소인 망가니즈 자체는 효소의 한 성분에 지나지 않는다. 그러나 SOD와 같이 효소가 중요한 생명 현상에 참가하는 경우는 효소의 활성을 조절하여 망가니즈 자체가 생명 현상을 지배하고 있다.

제16장
단백질을 분배하는 금속 효소

2,000종이 넘는 몸 속의 효소

프로테아제(Protease)는 단백질을 가수분해하는 효소이다. 효소는 촉매 작용을 갖는 단백질로, 몸 속에서 일어나는 무수한 화학 반응은 효소 없이는 진행되지 않는다.

몸 속에는 많은 효소가 존재한다. 효소의 이름은 1961년부터 국제적으로 등록되기 시작했다. 처음에는 707종의 효소가 분류되어 있었으나 1992년에는 3천 종이 넘는 효소가 등록되었고 앞으로도 계속 늘어날 것이다.

단백질 가수분해 효소는 다종다양하다. 공격하는 단백질의 종류, 반응시의 pH, 온도, 절단하는 펩티드 결합의 종류, 효소의 활성 부위의 종류 등에 따라 여러 종류로 나누어진다.

여기서는 이들의 다양성은 차치하고, 금속에 대한 관점에서 효소를 살펴보면 생체와 금속의 관계가 더욱 뚜렷해진다. 금속을 필요로 하는 효소(금속 효소)는 예상 외로 많다. 전체 효소의 삼분의 일이 금속 효소이다.

단백질 가수분해 효소는 네 가지로 분류된다. 모두 활성 부위의 아미노산 잔기의 특징에 따라 이름이 붙어 있다(〈표 16-1〉). 세린이 중요한 역할을 하는 세린 단백질 가수분해 효소, 아스파르트산의 카르복시기가 중요한 역할을 하는 산성 단백질 가수분해 효소, 시스테인의 티올기가 중요한 역할을 하는 티올 단백질 가수분해 효소, 금속 단백질 가수분해 효소가 있다.

아연을 필요로 하는 단백질 분해 효소

콜라겐 가수분해 효소(Collagenase)도 단백질 분해 효소로 아연을 필요로 한다.

〈표 16-1〉 프로테아제의 분류

세린 단백질 가수분해 효소
산성 단백질 가수분해 효소
티올 단백질 가수분해 효소
금속 단백질 가수분해 효소 (아연이나 칼슘이 많다)

 척추동물의 콜라겐 가수분해 효소의 분자량은 동물의 종류나 생산 조직에 따라 다소 다르지만 약 수만 개이다. 사람 피부의 섬유아세포(纖維芽細胞)의 콜라겐 가수분해 효소는 세포 내에서 아미노산 469개로 되어 있는 전구체로 만들어 진다. 그리고 활동무대인 세포 밖으로 나가면서 19개의 아미노산을 잃는다(〈그림 16-1〉).

 세포 밖으로 분비된 콜라겐 가수분해 효소는 활성을 갖지 않는 잠재형으로 기다리고 있으면 활성화 인자가 활성화시킨다. 활성을 발휘할 때는 다시 81개의 아미노산을 잃는다. 사람의 콜라겐 가수분해 효소의 아미노산 배열순서는 모두 밝혀져 있다.

 콜라겐 가수분해 효소는 콜라겐 분자를 분해한다. 콜라겐은 사람 몸 속에 가장 많이 존재하고 있는 단백질로 3중 나선 구조를 가지고 있다.

 용수철처럼 감긴 나선 구조는 콜라겐 분자에 대해 높은 열적 안정성과 소화 효소에 분해되지 않는 성질을 주고 있다. 콜라겐 가수분해 효소는 이같이 안정성이 높은 콜라겐 분자를 특이적으로 절단하는 콜라겐 전용의 효소이다. 척추동물의 콜라겐 가수 분해 효소는 콜라겐 이외의 단백질은 분해하지 않으며, 콜라겐 분자 중에서도 일정 위치만 절단하고 다른 장소에는 전

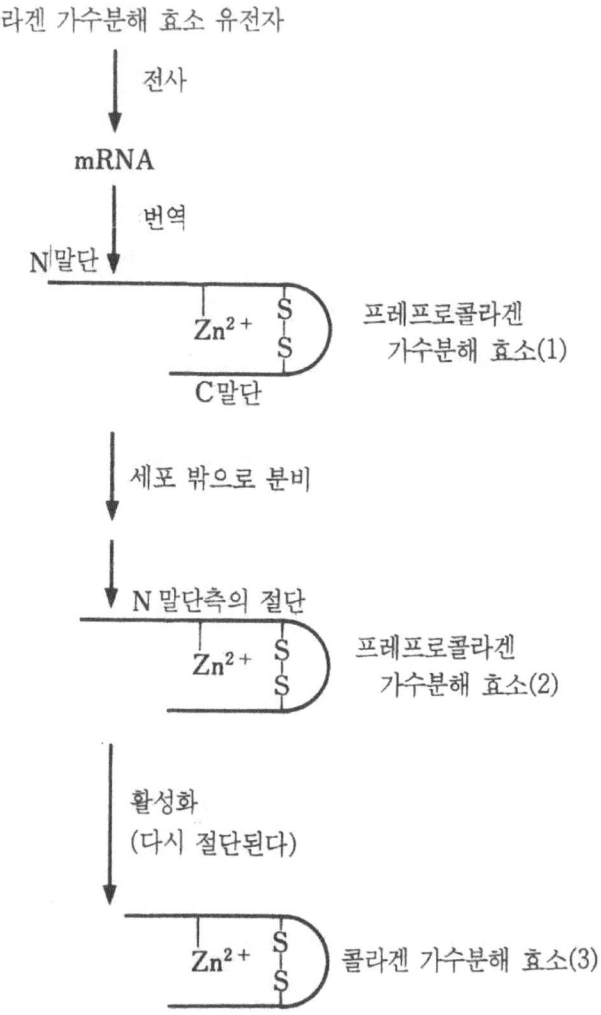

〈그림 16-1〉 콜라겐 가수분해 효소가 되기까지. ⑶의 형이 실제 작용하고 있는 콜라겐 가수분해 효소이다

제16장 단백질을 분해하는 금속 효소 159

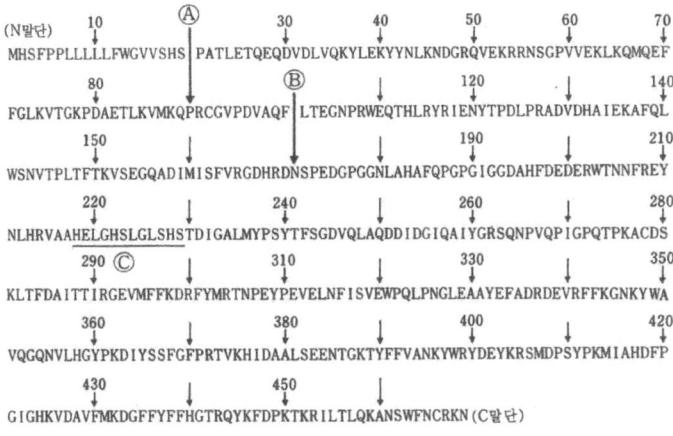

Ⓐ 시그널펩티드 절단부; 그림 16-1의 (1)→(2)로 갈 때 일어나는 절단
Ⓑ 활성화에 따른 절단부; 그림 16-1의 (2)→(3)로 갈 때 일어나는 절단
Ⓒ 예상되는 아연 결합 부위

〈그림 16-2〉 콜라겐 가수분해 효소(사람)의 아미노산 배열

혀 영향을 주지 않는다.

아연은 어디에 붙어 있을까

그러면, 〈그림 16-2〉의 아미노산 배열 중 아연은 어디에 결합하고 있는가? 얘기는 복잡하나 추리하여 보자. 이것은 콜라겐 가수분해 효소의 활성 부위는 어디인가 하는 의문을 푸는 데도 도움이 된다.

가장 일반적인 방법은 X선 해석 기술을 사용하는 방법이다. 지금까지 X선 해석으로 많은 단백질의 구조가 밝혀졌다. 그러나 X선 해석을 위해서는 많은 양의 단백질을 정제하여 결정화해야 한다. 콜라겐은 가장 많이 존재하는 단백질 중의 하나이지만 콜라겐 가수분해 효소는 매우 적기 때문에 정제하기가 매

| 영균의 단백질 가수분해 효소의 아연 결합 부위의 아미노산 배열 |

149
$-$His $-$ Glu $-$ Ile $-$ Gly $-$ His $-$ Ala $-$ Leu $-$ Gly $-$ Leu $-$ Ser $-$
160
His $-$ Pro $-$

| 사람 섬유아세포의 콜라겐 가수분해 효소의 216~227번의 아미노산 배열 |

216
$-$His$-$ Glu $\ -$ Leu $-$ Gly $-$ His $-$ Ser $-$ Leu $-$ Gly $-$ Leu $-$ Ser $-$
227
His $-$ Ser $-$

〈그림 16-3〉 콜라겐 가수분해 효소의 아연 결합 부위의 측정

우 힘들다. 그래서 콜라겐 가수분해 효소의 결정화에 성공하였다는 보고는 없다. 그러면 다른 방법은 없을까?

컴퓨터의 도입

최근의 바이오테크놀로지와 컴퓨터의 진보에 따라 지금까지와는 전혀 다른 시도가 이루어지고 있다. 방법은 다음과 같다. 아연 효소 중 몇 가지는 이미 아연 결합 부위가 밝혀져 있다. 그러므로 아연 결합 부위의 아미노산 배열을 결정하여 사람의 콜라겐 가수분해 효소의 아미노산 배열 중에 그와 같은 배열이 있는지 컴퓨터로 검색한다. 만약 공통성이 높은 부분이 존재하면 그 부분이 콜라겐 가수분해 효소의 아연 결합 부위인 것으로 추정할 수 있다.

〈그림 16-3〉은 콜라겐 가수분해 효소의 근연 효소인 영균(靈菌)의 단백질 가수분해 효소의 아연 결합 부위의 아미노산 배열이다. 아미노 말단에서부터 세었을 때, 149번에서 160번까지의 배열 부분이다. 비슷한 배열이 〈그림 16-2〉의 배열에 존

재하면 그 곳이 콜라겐 가수분해 효소의 아연 결합 부위에 틀림없다.

조사해 보면 매우 비슷한 부분이 있다. 〈그림 16-3〉을 보면 알 수 있는 것처럼 216번부터 227번까지의 아미노산 12개 중 9개의 배열이 영균의 배열과 완전히 같다. 공통부분을 찾는 것은 사실 매우 힘든 작업이다.

이것은 DNA 염기 배열 결정 기술과 컴퓨터에 의한 데이터의 대량 처리 기술로 비로소 가능하게 되었다. 400개 아미노산 배열 중에서 공통부분을 찾아내는 작업을 상상해 보라. 앞에서부터 차례로 비교하는 것뿐이라면 어려운 일은 아니지만 전체 결합을 서로 하나씩 모두 비켜가면서 비교해야 한다.

혈액 응고와 칼슘의 작용

단백질 가수분해 효소의 작용을 지배하는 금속 원소로서 또 하나 칼슘을 살펴보자. 우리의 일상생활과도 깊은 관계가 있는 혈액 응고에 칼슘이 관계하고 있기 때문이다

피가 멈추지 않으면 큰일이다. 외과 수술도 할 수 없고, 어쩌다 상처를 입으면 바로 생명이 위험해진다.

혈액 응고의 짜임새는 매우 복잡하여 생각해 보는 것도 큰 일거리다.

이 짜임새에 참가하는 인자만도 15종이나 있고 칼슘은 그 인자의 하나이다. 피가 굳는 반응은 확실히 복잡하지만 잘 살펴보면 단순한 반응의 반복이다.

혈액 응고 반응은

    세린 단백질 가수분해 효소 → 세린 단백질 가수분해 효소

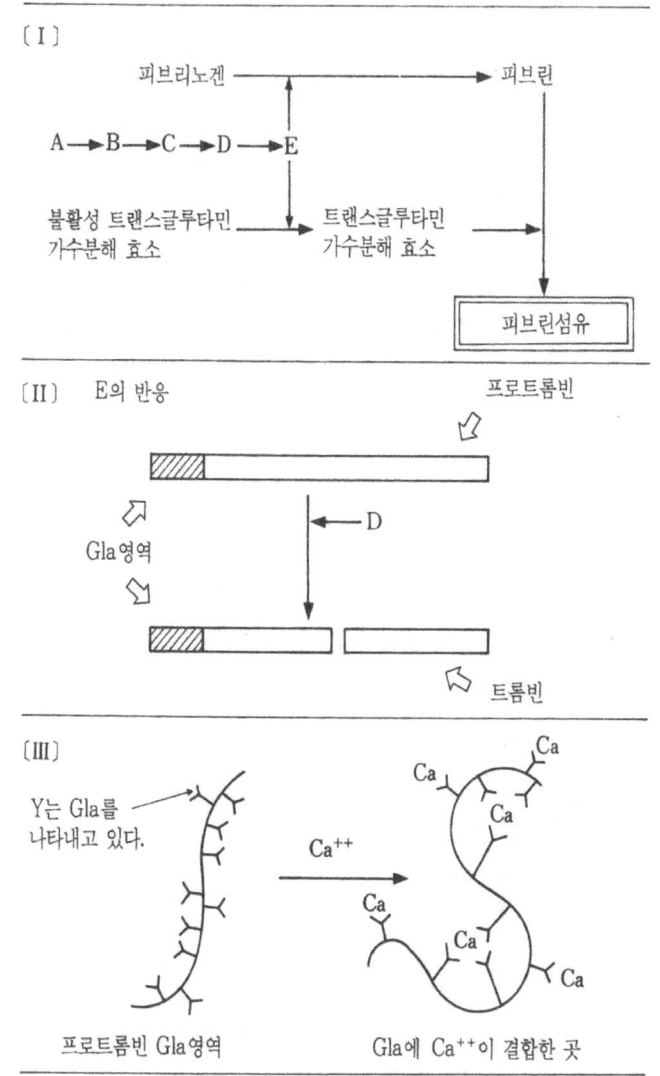

〈그림 16-4〉 혈액 응고 반응과 칼슘

(불활성형) (활성형)

의 다섯 단계(〈그림 16-4〉의 A, B, C, D, E)의 연쇄 반응으로 이어지고 있다. 피브린(Fibrin) 섬유가 형성되어 피가 굳는 것이다.

  이 연쇄 반응의 진행에 칼슘이 관계하고 있다. 그 대표적 예를 반응 E로 나타낸다(그림 II). E는 불활성 세린 단백질 가수분해 효소인 프로트롬빈(Prothrombin)이 활성형 트롬빈(Thrombin)으로 변화하는 반응으로, 이 반응이 일어나기 위해서는 그림 III과 같이 칼슘이 프로트롬빈의 Gla 영역에 결합해야 한다. 칼슘이 결합함에 따라 프로트롬빈의 구조가 그림과 같이 변화하여 반응이 진행된다. 프로트롬빈은 제6장의 분류와 같이 Gla단백질이다. 칼슘이 생명 현상을 지배하고 있는 일이다.

제17장
생거 박사의 은퇴 얘기

순서, 순서, 그리고 순서

지금까지 미량 (금속) 원소와 생명에 대해 살펴보았다. 그리고 생물은 미량 원소를 이용하기 위해 여러 가지로 연구하고 있는 것을 알았다. 원소와 결합하는 단백질이나 효소도 등장하였다.

미량 원소와 생명의 관계를 과학적으로 알기 위해 이들 단백질과 미량 원소가 어떻게 하여 어느 아미노산과 결합하고 있는가 알아내야 하고, 생명이 지구상에 탄생하고 나서 원소를 잡는 단백질이 어떻게 변화하여 왔는가도 알아내야 한다.

그를 위해 단백질의 아미노산 배열을 밝히는 것이 매우 중요하다.

생거(F. Sanger) 박사는 아미노산 배열 분석법의 창시자다. 어떤 사람은 단순한 기술의 개발이라고 할지도 모르지만 살펴본 바와 같이 단백질의 아미노산 배열을 알아내면 생명 현상의 본질에 접근할 수 있다. 이 방법은 우리에게 생명 현상에 대해 더 많이, 더 깊게 이해하게 하였다. 이런 위대한 방법을 인류에게 준 과학자, 생거 박사는 도대체 어떤 사람일까?

단백질, RNA, 그리고 DNA. 이들은 생명 활동을 연출하는 생체 고분자이다. 이 세 기본 분자의 1차 구조(구성 기본 단위의 배열순서) 결정법에 주요한 역할을 한 연구자 생거 박사는 1983년에 65세가 되어 현역에서 물러났다. 은퇴사가 발표되었다.

경쟁이 심한 분자 생물학 분야에서 두 번이나 노벨상을 탄 사람의 은퇴사라 더 궁금해진다. 그러나 그뿐이라면 읽어서 흥미를 만족시키면 충분하지만, 이 책에서 은퇴사를 소개하고 싶은 것은 저자가 그 얘기에 감명을 받았기 때문이다. 담담한 인

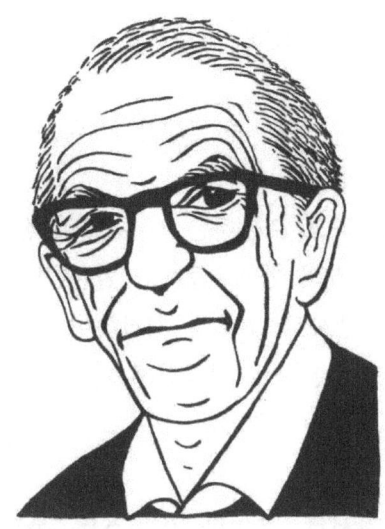
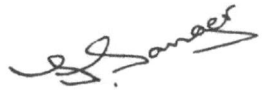

물, 생각이 있는 인물, 강한 신념을 가진 사람, 실험 연구에만 즐거움을 느끼는 사람이라는 인상이 전해져 온다. 은퇴사 제목이 그답다.

'순서, 순서, 그리고 순서'

과학자의 사회적 활동

과학자의 사회적 활동에는 세 가지가 있다. 연구, 교육, 연구의 관리 및 운영. 생거는 뒤의 두 가지는 젊을 때 피해왔다고 말하고 있다. 연구야말로 그의 커다란 기쁨이었던 것이다.

독자는 과학자가 연구를 좋아하는 것은 당연한 일이라고 생각할지도 모른다. 그러나 이 솔직한 고백은 귀중한 것이다. 앞으로 과학자가 되려고 하는 사람들은 그 말이 초일류 과학자에

게서 나왔다는 것을 염두에 두어야 할 것이다. 생거 박사는 훌륭한 연구는 연구를 사랑하는 사람들에 의해서만 완수된다고 했다.

그가 좋아한 연구 활동에는 세 가지 즉, '생각, 토론, 실험'이 있다. 그중 그가 가장 잘한 것은 실험이다.

생각하는 것은 좋아하나 얘기하고 토론하는 것은 별로 잘 하지 못한다고 한다. 초일류 과학자의 가장 즐거운 일은 실험인 것이다. 1940년, 박사 과정 학생으로 연구를 시작하여 은퇴할 때까지 43년 간 일관하여 그런 기분으로 담담하게 연구하였다.

대학원 시절

생거는 『동적 생화학』의 저서로 유명한 어니스트 볼드윈(Ernest Baldwin)의 영향도 있어서 생화학 연구에 흥미를 가지고 케임브리지 대학에 들어갔다. 제2차 세계대전 중이었으나 양심적인 병역 기피자로서 병역을 면제받아 연구를 계속할 수 있었다.

그 대학원에서의 연구 테마는 '리신의 대사'로, 여기서 그는 아미노산 화학에 대한 충분한 경험을 축적할 수가 있었다. 이것은 아미노산 배열 연구를 위한 준비 기간이 되었다.

그때, 그는 연구의 질은 실험실 분위기에 크게 좌우된다는 것을 경험하였다. 같은 연구실에 있는 연구자의 우정이라든가 열의가 연구 성과로 이어진다. 자신의 연구에 열의가 있는 것은 당연한 일이며, 다른 연구자의 일에 대해서도 관심을 가지고 서로 토론하여 서로 자극하는 것이 매우 중요하다는 것을 배웠다.

인슐린 연구와 티셀리우스

1943년에 학위를 받은 후, 홉킨스의 후임 생화학 교수가 된 치브날(Chibnall)의 연구실에서 인슐린의 아미노산 분석에 종사하게 되었다. 이것이 계기가 되어 인슐린의 아미노산 배열순서 결정의 길을 걷게 된다. 이 연구는 1955년경에는 완성되며, 1947년에는 스웨덴의 웁살라(Uppsala)에 있는 티셀리우스(A. W. K Tiselius)의 연구실에 체류할 기회가 있었다. 티셀리우스는 초원심 분리기 개발로 유명하며, 노벨상을 탄 스베드베르그(T. Svedberg)의 문하생이다. 이동계면 전기이동(移動界面 電氣移動) 장치(티셀리우스 전기이동 장치라 한다)의 개발자로서 유명하며, 1948년 노벨 화학상을 받았다. 뿐만 아니라 국제 순수 응용화학 연합회 회장, 노벨재단 이사장 등도 역임한 거물이었다.

생거는 티셀리우스의 연구실에서 유능한 기술원의 도움으로 인슐린을 산화하여 활성탄 컬럼으로 배열을 분석하였다. 그리고 재미있는 결과를 얻었기 때문에 티셀리우스에게 얘기하자 그는 자기의 이름도 넣어 〈네이처(Nature)〉(국제적으로 높이 평가되는 영국의 과학 전문지)에 발표하라고 권하였다. 뿐만 아니라 이에 관해 영국에서 한 일도 그 논문에 넣으라 하였다.

생거는 매우 놀랐다. 티셀리우스 자신은 그 일에 아무 공헌도 하지 않았다. 아니, 생거는 티셀리우스가 연구실에서 연구하고 있는 것을 본 일이 없었다. 생거는 어떻게 해서든 발표하지 않도록 노력하여 보았으나 그는 연구실의 객이고, 어린 사람이었기 때문에 결국은 논문을 〈네이처〉에 보냈다. 1947년에 인쇄된 논문의 첫 번째 저자는 티셀리우스로 되어 있다. 생거의 심경이 어땠을까 이해하고도 남으나 다행히 이 논문의 내용은 지금에는 중요한 것이 아니다. 그는 뒤에 티셀리우스는 친절하고 매력적인 사람이었다고 말하고 있다.

그는 이 일을 계기로 영국의 보스인 치브날이 얼마나 훌륭한 사람인가 알게 되었다. 즉, 치브날은 생거에게 인슐린 연구를 부여하였기 때문에 논문에 자신의 이름을 넣으라고 하여도 되는데도 요구하지 않았다.

핵산 연구에

인슐린의 배열순서 결정 후, 별다른 성과가 없었던 시기가 있었다. 이 시기는 핵산 연구로 옮기기 위한 준비 기간이었으나 자신이 이를 의식하고 있던 것은 아니다.

당시, 인슐린 다음에 무엇을 할 것인지 물어 보면 그는 항상 인슐린의 구조를 바탕으로 호르몬 작용을 조사하고 싶다고 대답하였다. 그러나 안핀젠(C. B. Anfinsen, 단백질의 입체 구조는 아미노산의 배열 순서에 의해 자동적으로 결정된다는 것을 증명, 1972년에 노벨 화학상 수상 1954년에 생거 연구실에서 함께 연구하였다), 크릭(F. H. C. Crick, DNA 이중나선 구조의 제창자로서 저명, 1962년에 노벨상 수상, 1962년 생거가 새로 옮긴 연구소에 있었다) 등의 영향으로 핵산 및 그 염기 배열의 중요성에 눈을 뜨게 되었다.

그래서 DNA 및 DNA의 염기 배열순서 결정 연구에 몰두하게 된다. 이 연구도 성공하여 1980년에 노벨상을 또 받았다.

그의 은퇴사를 읽는 동안 시원스런 느낌을 여러번 받았다. 그같이 화려한 경력의 주인공이 되면 사람들은 진부한 질문을 하고 싶어진다. "당신의 연구 생활 중에서 가장 흥분한 순간은 언

제17장 생거 박사의 은퇴 얘기   171

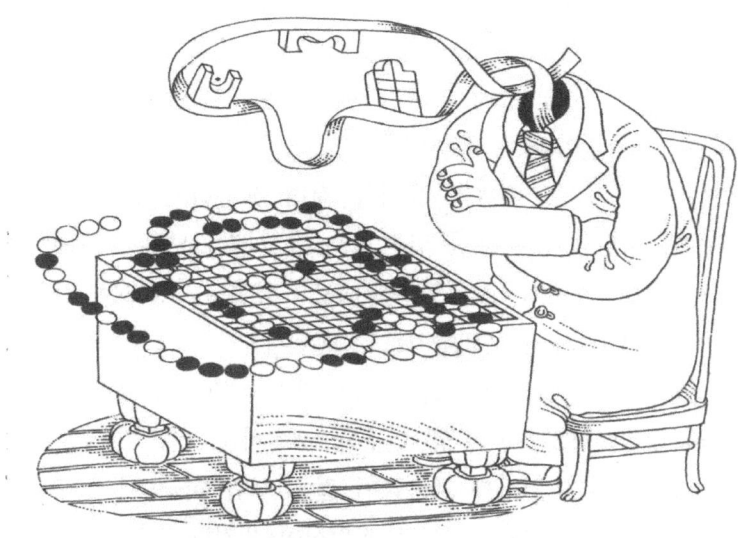

순서, 순서, 순서

제였습니까?" 그는 그런 때가 있기는 있었으나 비약적인 전진보다 한발 한발 이루어진 진보에 기쁨과 흥분을 느꼈다고 한다.

또, 인슐린에서 RNA 연구로 옮길 때, 준비 기간인 불보기가 있었다.

그때를 회상하면서, 그는 그의 조수였던 세갈에 대해 애석해 한다. 세갈은 우수하고 실력 있는 조수였다. 그는 많은 시간동안 불모로 끝난 연구를 뒷받침하였으나 논문의 저자로서 이름을 남기지 못하였다.

그는 또 이렇게 얘기한다. 가장 많이 연구하고 있는 것보다 아무도 하고 있지 않은 것을 하고 싶다고, 또 무엇인가를 시작하면 최종 성과를 신경 쓰기보다 매일의 일 자체에 열중한다고.

그는 정확한 의미로 실험 과학자다. 연구의 발전 모습(방법이

조금씩 개량되어 목적하는 분석을 계속할 수 있는)에 기쁨을 느끼는 사람이다. 한때 훌륭한 결과를 나타내는 그래프가 얻어졌다. 그는 그것을 집에 가져가 해석하는 기쁨에 잠기며 밤을 보내는 것을 좋아하는 사람이었다.

그는 65세가 될 때까지 은퇴를 전혀 생각하지 않았다고 한다. 주위 사람들은 눈부신 업적을 남긴 사람이므로 65세를 넘겨도 연구를 계속할 것으로 생각하고 있었다. 생거는 주위의 기대와 달리 65세에 은퇴하기로 결정했다.

결심의 이유도 그답다. 그는 DNA 염기 배열순서 결정이 자기 연구의 정점이므로 더 이상 연구를 계속하는 것은 용두사미로 느껴지고, 자기가 연구를 계속하면 젊은 사람 한 명이 연구소에 들어갈 자리를 빼앗기게 되므로 죄의식이 생긴다고 하였다.

은퇴한 지 5년이 지난 지금 그의 결심은 현명한 것 같다. 그는 연구 생활에서는 누릴 수 없었던 새로운 생활을 충분히 즐기고 있기 때문이다.

맺는말

  이 책의 집필에 많은 분들의 협력을 받았다. 그들에게 감사의 뜻을 표한다. 특히 국립 공해 연구소의 오카모토(岡本研作) 박사에게는 제14장을 가르침 받았다. 또 제5장과 제6장에 대해서는 우리 연구실의 대학원 학생인 니시가와(西川慶子) 씨, 오후사(大俥) 군에게 도움을 받았다.

몸 속의 원소 여행
미량 원소의 작용을 알아본다

1쇄   1994년 04월 25일
중쇄   2017년 08월 28일
지은이   요시사토 가즈토시
옮긴이   이석건·안용근
펴낸이   손영일
펴낸곳   전파과학사
주소   서울시 서대문구 증가로 18, 204호
등록   1956. 7. 23. 등록 제10-89호
전화   (02)333-8877(8855)
FAX   (02)334-8092
홈페이지   www.s-wave.co.kr
E-mail   chonpa2@hanmail.net
공식블로그   http://blog.naver.com/siencia

ISBN 978-89-7044-148-1 (03430)
파본은 구입처에서 교환해 드립니다.
정가는 커버에 표시되어 있습니다.

도서목록
현대과학신서

A1 일반상대론의 물리적 기초
A2 아인슈타인 I
A3 아인슈타인 II
A4 미지의 세계로의 여행
A5 천재의 정신병리
A6 자석 이야기
A7 러더퍼드와 원자의 본질
A9 중력
A10 중국과학의 사상
A11 재미있는 물리실험
A12 물리학이란 무엇인가
A13 불교와 자연과학
A14 대륙은 움직인다
A15 대륙은 살아있다
A16 창조 공학
A17 분자생물학 입문 I
A18 물
A19 재미있는 물리학 I
A20 재미있는 물리학 II
A21 우리가 처음은 아니다
A22 바이러스의 세계
A23 탐구학습 과학실험
A24 과학사의 뒷얘기 I
A25 과학사의 뒷얘기 II
A26 과학사의 뒷얘기 III
A27 과학사의 뒷얘기 IV
A28 공간의 역사
A29 물리학을 뒤흔든 30년
A30 별의 물리
A31 신소재 혁명
A32 현대과학의 기독교적 이해
A33 서양과학사
A34 생명의 뿌리
A35 물리학사
A36 자기개발법
A37 양자전자공학
A38 과학 재능의 교육
A39 마찰 이야기
A40 지질학, 지구사 그리고 인류
A41 레이저 이야기
A42 생명의 기원
A43 공기의 탐구
A44 바이오 센서
A45 동물의 사회행동
A46 아이작 뉴턴
A47 생물학사
A48 레이저와 홀러그러피
A49 처음 3분간
A50 종교와 과학
A51 물리철학
A52 화학과 범죄
A53 수학의 약점
A54 생명이란 무엇인가
A55 양자역학의 세계상
A56 일본인과 근대과학
A57 호르몬
A58 생활 속의 화학
A59 셈과 사람과 컴퓨터
A60 우리가 먹는 화학물질
A61 물리법칙의 특성
A62 진화
A63 아시모프의 천문학 입문
A64 잃어버린 장
A65 별·은하 우주

도서목록
BLUE BACKS

1. 광합성의 세계
2. 원자핵의 세계
3. 맥스웰의 도깨비
4. 원소란 무엇인가
5. 4차원의 세계
6. 우주란 무엇인가
7. 지구란 무엇인가
8. 새로운 생물학(품절)
9. 마이컴의 제작법(절판)
10. 과학사의 새로운 관점
11. 생명의 물리학(품절)
12. 인류가 나타난 날Ⅰ(품절)
13. 인류가 나타난 날Ⅱ(품절)
14. 잠이란 무엇인가
15. 양자역학의 세계
16. 생명합성에의 길(품절)
17. 상대론적 우주론
18. 신체의 소사전
19. 생명의 탄생(품절)
20. 인간 영양학(절판)
21. 식물의 병(절판)
22. 물성물리학의 세계
23. 물리학의 재발견〈상〉
24. 생명을 만드는 물질
25. 물이란 무엇인가(품절)
26. 촉매란 무엇인가(품절)
27. 기계의 재발견
28. 공간학에의 초대(품절)
29. 행성과 생명(품절)
30. 구급의학 입문(절판)
31. 물리학의 재발견(하)(품절)
32. 열 번째 행성
33. 수의 장난감상자
34. 전파기술에의 초대
35. 유전독성
36. 인터페론이란 무엇인가
37. 쿼크
38. 전파기술입문
39. 유전자에 관한 50가지 기초지식
40. 4차원 문답
41. 과학적 트레이닝(절판)
42. 소립자론의 세계
43. 쉬운 역학 교실(품절)
44. 전자기파란 무엇인가
45. 초광속입자 타키온
46. 파인 세라믹스
47. 아인슈타인의 생애
48. 식물의 섹스
49. 바이오 테크놀러지
50. 새로운 화학
51. 나는 전자이다
52. 분자생물학 입문
53. 유전자가 말하는 생명의 모습
54. 분체의 과학(품절)
55. 섹스 사이언스
56. 교실에서 못 배우는 식물이야기(품절)
57. 화학이 좋아지는 책
58. 유기화학이 좋아지는 책
59. 노화는 왜 일어나는가
60. 리더십의 과학(절판)
61. DNA학 입문
62. 아몰퍼스
63. 안테나의 과학
64. 방정식의 이해와 해법
65. 단백질이란 무엇인가
66. 자석의 ABC
67. 물리학의 ABC
68. 천체관측 가이드(품절)
69. 노벨상으로 말하는 20세기 물리학
70. 지능이란 무엇인가
71. 과학자와 기독교(품절)
72. 알기 쉬운 양자론
73. 전자기학의 ABC
74. 세포의 사회(품절)
75. 산수 100가지 난문·기문
76. 반물질의 세계(품절)
77. 생체막이란 무엇인가(품절)
78. 빛으로 말하는 현대물리학
79. 소사전·미생물의 수첩(품절)
80. 새로운 유기화학(품절)
81. 중성자 물리의 세계
82. 초고진공이 여는 세계
83. 프랑스 혁명과 수학자들
84. 초전도란 무엇인가
85. 괴담의 과학(품절)
86. 전파란 위험하지 않은가(품절)
87. 과학자는 왜 선취권을 노리는가?
88. 플라스마의 세계
89. 머리가 좋아지는 영양학
90. 수학 질문 상자

91. 컴퓨터 그래픽의 세계
92. 퍼스컴 통계학 입문
93. OS/2로의 초대
94. 분리의 과학
95. 바다 야채
96. 잃어버린 세계·과학의 여행
97. 식물 바이오 테크놀러지
98. 새로운 양자생물학(품절)
99. 꿈의 신소재·기능성 고분자
100. 바이오 테크놀러지 용어사전
101. Quick C 첫걸음
102. 지식공학 입문
103. 퍼스컴으로 즐기는 수학
104. PC통신 입문
105. RNA 이야기
106. 인공지능의 ABC
107. 진화론이 변하고 있다
108. 지구의 수호신·성층권 오존
109. MS-Window란 무엇인가
110. 오답으로부터 배운다
111. PC C언어 입문
112. 시간의 불가사의
113. 뇌사란 무엇인가?
114. 세라믹 센서
115. PC LAN은 무엇인가?
116. 생물물리의 최전선
117. 사람은 방사선에 왜 약한가?
118. 신기한 화학매직
119. 모터를 알기 쉽게 배운다
120. 상대론의 ABC
121. 수학기피증의 진찰실
122. 방사능을 생각한다
123. 조리요령의 과학
124. 앞을 내다보는 통계학
125. 원주율 π의 불가사의
126. 마취의 과학
127. 양자우주를 엿보다
128. 카오스와 프랙털
129. 뇌 100가지 새로운 지식
130. 만화수학 소사전
131. 화학사 상식을 다시보다
132. 17억 년 전의 원자로
133. 다리의 모든 것
134. 식물의 생명상
135. 수학 아직 이러한 것을 모른다
136. 우리 주변의 화학물질

137. 교실에서 가르쳐주지 않는 지구이야기
138. 죽음을 초월하는 마음의 과학
139. 화학 재치문답
140. 공룡은 어떤 생물이었나
141. 시세를 연구한다
142. 스트레스와 면역
143. 나는 효소이다
144. 이기적인 유전자란 무엇인가
145. 인재는 불량사원에서 찾아라
146. 기능성 식품의 경이
147. 바이오 식품의 경이
148. 몸 속의 원소 여행
149. 궁극의 가속기 SSC와 21세기 물리학
150. 지구환경의 참과 거짓
151. 중성미자 천문학
152. 제2의 지구란 있는가
153. 아이는 이처럼 지쳐 있다
154. 중국의학에서 본 병 아닌 병
155. 화학이 만든 놀라운 기능재료
156. 수학 퍼즐 랜드
157. PC로 도전하는 원주율
158. 대인 관계의 심리학
159. PC로 즐기는 물리 시뮬레이션
160. 대인관계의 심리학
161. 화학반응은 왜 일어나는가
162. 한방의 과학
163. 초능력과 기의 수수께끼에 도전한다
164. 과학·재미있는 질문 상자
165. 컴퓨터 바이러스
166. 산수 100가지 난문·기문 3
167. 속산 100의 테크닉
168. 에너지로 말하는 현대 물리학
169. 전철 안에서도 할 수 있는 정보처리
170. 슈퍼파워 효소의 경이
171. 화학 오답집
172. 태양전지를 익숙하게 다룬다
173. 무리수의 불가사의
174. 과일의 박물학
175. 응용초전도
176. 무한의 불가사의
177. 전기란 무엇인가
178. 0의 불가사의
179. 솔리톤이란 무엇인가?
180. 여자의 뇌·남자의 뇌
181. 심장병을 예방하자